W0258719

Veröffentlichungen aus der
Forschungsstelle für Theoretische Pathologie
(Professor Dr. med. Dr. phil. Dr. h. c. H. Schipperges)
der Heidelberger Akademie der Wissenschaften

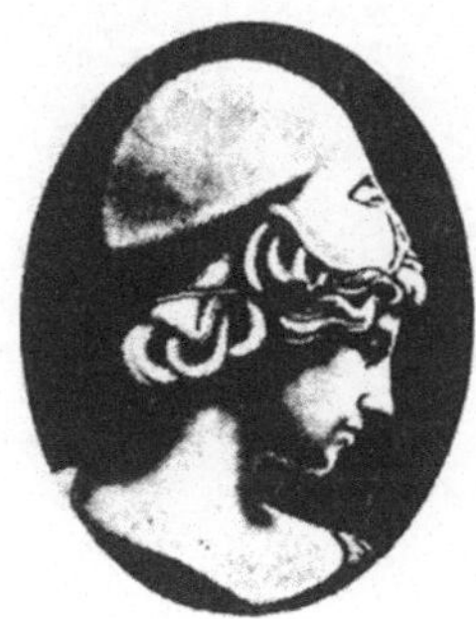

Veröffentlichungen aus der
Forschungsstelle für Theoretische Pathologie
der Heidelberger Akademie der Wissenschaften

W. Doerr   H. Schipperges

Was ist Theoretische Pathologie?

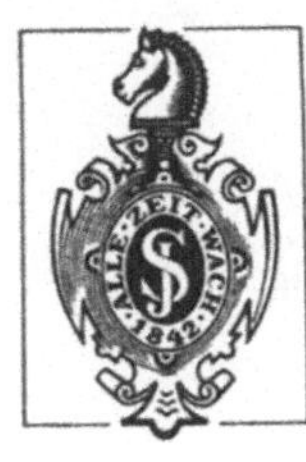

Springer-Verlag
Berlin Heidelberg New York 1979

Professor Dr. Wilhelm Doerr
Pathologisches Institut der Universität
Im Neuenheimer Feld 220–221, 6900 Heidelberg

Professor Dr. Dr. Heinrich Schipperges
Institut für Geschichte der Medizin der Universität
Im Neuenheimer Feld 305, 6900 Heidelberg

ISBN-13: 978-3-642-67464-8   e-ISBN-13: 978-3-642-67463-1
DOI: 10.1007/978-3-642-67463-1

Inhaltsverzeichnis

A. *Vorbemerkung:*
Entwicklungsgeschichte des Vorhabens

W. Doerr

Im Sommer 1951 konnte ein schon länger gehegter Wunsch erfüllt werden, eine gründlichere Auseinandersetzung mit L. v. BERTALANFFYS Arbeiten. Von dessen Theoretischer Biologie war es nur ein kleiner Schritt zu den Arbeiten von CHR. V. EHRENFELS und WG. KÖHLER. Was den Patho-Anatomen und Histologen wohl schon immer bewegen mußte, war die Frage des „fließenden Gleichgewichtes" und der „Gestaltqualitäten". Wie kommt es, daß bestimmte Strukturmerkmale organismischer Gestalten unter allen Umständen garantiert zu sein scheinen, auch in großen zeitlichen Untersuchungsabständen? Wo beginnt das „Pathische", das nach VIRCHOWS Worten nur „entgleiste Norm" sein kann? Welches sind die Kriterien von GASTON BACKMANS „biologischer Zeit"?

Es fügte sich, daß mein Lehrer Professor EDMUND RANDERATH im Wintersemester 1952/1953 erkrankte. Ich hatte seine Vorlesung „Allgemeine Pathologie" stellvertretend wahrzunehmen. Im Zusammenhang mit dem Versuche, eine Vorbereitung der Hörer auf die Darstellung einer Allgemeinen Pathologie des Stoffwechsels zu erreichen, wurde eine theoretische Prämisse gewagt. Ihre Konturen erkennt man noch heute auf Seite 41ff. meines Taschenbuches (mit G. QUADBECK). Ich wollte zeigen, daß die Elemente einer Theoretischen Biologie einerseits Anschluß finden an die „Ideenlehre" des PLATON, andererseits ihr natürliches Regulativ in der „Gestaltphilosophie" besitzen, und daß eine allgemeine morphologisch orientierte Pathologie der Stoffwechselqualitäten als „Geschehen in der Zeit" eigentlich nur auf diesem Grunde begriffen werden kann. Eine solche innere Einstellung von Lehrer und Schülern schien mir genügend distanziert von jeder „Naturphilosophie", sie schien mir auch *mehr* zu sein als die „naturhistorische Betrachtungsweise" RÖSSLES (1923), auf jeden Fall ebenso frei von den „geheimnisvollen Ganzheitsbeziehungen" des sogenannten Holismus der dreißiger Jahre wie besonders auch von der kausal und quantitativ „verhafteten" Logik der RICKERSCHEN Relationspathologie.

Meine Generation hatte im Gymnasium gelernt, daß nach KANT in jeder Naturlehre nur so viel Wissenschaft stecke, wie Mathematik in ihr enthalten sei. Daher scheint der historische Irrtum vieler Naturwissenschaftler – und auch Pathologen – zu rühren, qualitative Unterschiede in den Eigenschaften der Dinge auf quantitative zu reduzieren. Dabei stellte sich nicht selten heraus, daß mathematischer Scharfsinn mit intellektueller Blindheit geschlagen sein konnte. Hierin sehe ich den eigentlichen Grund dafür, daß die RICKERSCHE Lehre, die mindestens in den Jahren zwischen 1925 und 1950 das Denken der Pathologen deutscher Zunge bestimmte, in wenigen Jahren fast vergessen wurde. Die heutige Generation der heranwachsenden Pathologen weiß kaum etwas von RICKER, sicher zu Unrecht. *Richtiger* müßte man sagen, daß gleichsam unbemerkt eine neue theoretische Grundlage der allgemeinen Biologie und damit auch Pathologie entstanden ist, die man am einfachsten mit v. BERTALANFFY die „organismisch orientierte" nennen kann.

In meinen Berliner Jahren (1953 bis 1956) hatte ich mich, einer freundlichen Anregung von ERICH LETTERER folgend, mit Fragen der Pathomorphose, dem Gestaltwandel großer Krankheiten aus verschiedenen Ursachen, zu beschäftigen. Hierbei bewährte sich die „Gestaltphilosophie" vortrefflich, nämlich bei der Charakterisierung des Krankheitsbegriffes, *aber* auch der Sichtbarmachung dessen, was „veränderlich" war (DOERR, 1956). H. v. KRESS machte mich seinerzeit auf bestimmte Grenzen der Anwendbarkeit des Gestaltbegriffes, nämlich die kritische Studie H. J. FEUERBORNS (1938), aufmerksam. Natürlich bedeutet das Leben eines Ganzen mehr als die einfache Summe aus dem Leben seiner Teile, aber das „Ganze" sei doch nur aus der Kenntnis seiner „Einzelteile" verständlich zu machen.

Später in Kiel (1956 bis 1963) begegnete ich HANS NETTER. Seine „Theoretische Biochemie" (1959) begleitet mich seit dieser Zeit. In Kiel durfte ich an der Berufung von HEINRICH SCHIPPERGES, damals von Bonn nach Kiel (1959), mitwirken. Die sogleich aufgenommenen Gespräche zeigten mir, wie unvollkommen meine historischen Kenntnisse und philosophischen Vorstellungen waren, aber sie beflügelten mich doch, den Schwierigkeiten nicht aus dem Wege zu gehen, vielmehr Stein für Stein einer „Theoretischen Pathologie" zusammenzutragen. In die Kieler Jahre fiel das Erlebnis der Ehrenpromotion des Baseler Professors der physikalischen Chemie WERNER KUHN. Die Gespräche mit diesem Meister seines Faches ließen keinen Zweifel, daß *bestimmte* Fragen der wissenschaftlichen Pathologie einer theoretischen Behandlung zugänglich sein müßten. Es ging zwar damals nur um die Klärung eines Teilvorganges der gesunden und der gestörten Harnbereitung, aber es war wahrscheinlich, daß man durch eine kombinierte Methode von Mathematik und Gestaltenlehre begriffliche Klarheit in den im Gefolge der Pathologentagung, Kiel 1949, eigenartig verknoteten Begriffswirrwarr z. B. der „Degeneration" bringen könnte. Der freundliche Leser kann die Spur leicht verfolgen, macht er sich die Mühe, meine Vorlesung „Über Entzündung und Degeneration" (1957) aufzusuchen. Diese Vorstudien zu einer „Theoretischen Pathologie" schienen außerhalb der klinischen *und* konventionellen Pathologie so etwas wie eine neue Verständigungsbasis zu markieren. In Heidelberg trafen H. SCHIPPERGES und ich erneut zusammen. Es wurde Kontakt mit DR. HEINZ GÖTZE gesucht und gefunden. GÖTZE ermutigte mich, den Versuch einer Monographie zu wagen, und es wurden Verhandlungen nach vielen Seiten, auch mit H. MEESSEN und H. HERKEN, geführt. Eine entscheidende Förderung fand das Vorhaben durch BERNHARD HASSENSTEIN, der aus der Sicht des erfahrenen Biologen sogleich eine überindividuelle Verhaltenslehre organismischer Strukturen unter pathischen Bedingungen zu skizzieren verstand. Im Rahmen eines FRANZ BÜCHNER zum 70. Geburtstag gewidmeten Festvortrags sprach ich zum ersten Male öffentlich von einer „Theoretischen Pathologie", welche ein „elementares Verstehen für jegliche Krankheitsentwicklung" vermitteln könnte (1964). Die damaligen Bemühungen fanden 1966/67 eine Unterbrechung. Die hochschulpolitische Unruhe forderte alle Kräfte, es ging plötzlich um ganz andere Fragen: primum vivere, deinde philosophari!

Der Plan des „großen Buches" wurde also fallengelassen. Aber die Zuwahl als o. Mitglied zur Leopoldina und zur Heidelberger Akademie der Wissenschaften brachte neue Impulse. Ich gedenke dankbar des über Jahre geführten Briefwechsels mit WALTER PAGEL (London) und FOLKE HENSCHEN (Stockholm). Je unruhiger die Universität wurde, um so mehr wurden mir die Akademien der Wissenschaften zu einer geistigen Heimstätte. Es war naheliegend, eine Anlehnung an die einst von ERNST RODENWALDT gegründete Geomedizinische Forschungsstelle der Heidelberger Akademie der Wissenschaften zu suchen. Allein, es zeigte sich bald, daß man dorten eigene Wege gehen wollte und wohl auch mußte. So nahm ich den Mut, in meiner Zeit als Präsident der Heidelberger Akademie, eine kleine Forschungsstelle für Theoretische Pathologie zu initiieren. Die mathematisch-naturwissenschaftliche Klasse kam meinem Antrag freundlichst entgegen. Nach einem „Probelauf" von wenigen Jahren wählte die Klasse eine „Kommission" zur Betreuung des Vorhabens, die Kommission wählte mich zu ihrem Vorsitzenden, HEINRICH SCHIPPERGES zum Leiter der Forschungsstelle. Der Kommission gehören weiter die Herren F. DUSPIVA (Heidelberg), B. HASSENSTEIN (Freiburg i. Br.), J. PEIFFER (Tübingen) und HANS SCHAEFER (Heidelberg) an[1].

Der *Erkenntnisweg der „Theoretischen Pathologie"* unterscheidet sich von dem der klinischen Medizin einerseits, der pathologischen Anatomie und Physiologie zum anderen dadurch, daß das *Methodenrepertoire* ein anderes ist. Es ist vorwiegend ein gedankliches, bestimmt durch die Gesetze der Hermeneutik und der mathematischen Logik. Die Theoretische Pathologie ist *nicht* gebunden an eine morphologische Methodik, wenngleich sie Ergebnisse, die mit dieser gewonnen worden sind, zur Kenntnis nimmt und unter Umständen auch anwendet. Sie ringt um die Klärung von Begriffen, von problemgeschichtlichen Zusammenhängen, von anthropologischen Fragestellungen um den Komplex „Gestalt und Sprache" (LIPPS, 1977). Die Forschungsstelle möchte den mathematischen, philosophischen und biologischen Sachverstand einer wissenschaftlichen Akademie nützen, um theoretische Fragen der Krankheitsforschung zu fördern. Unsere Theoretische Pathologie hat mit den praktischen Lebensäußerungen der konventionellen Pathologie nichts zu tun. Sie arbeitet nicht an Diagnosen und Gutachen, ihre Tätigkeit ist uneigennützig, – aber, so hoffen wir, nicht nutzlos.

---

[1] Die Entwicklungsgeschichte der Forschungsstelle Theoretische Pathologie der Heidelberger Akademie der Wissenschaften ist in den Jahrbüchern der Akademie (seit 1975), Heidelberg: C. Winter, festgehalten.

B. Was ist Theoretische Pathologie?

I. Aus der Sicht der konventionellen Pathologie

W. Doerr

1. Zur Begriffsbildung

„Pathologie" im herkömmlichen Sinne bedeutet „Krankheitslehre" und „Krankheitsforschung". Seitdem es Menschen gibt, die sich um die Wiederherstellung der Gesundheit ihrer Mitmenschen *bemühen*, gibt es auch eine Pathologie. Die Beschäftigung mit Formen und Ursachen der Gesundheitsstörungen ist etwas *Menschliches*. Wer sich heute mit Pathologie beschäftigt, möchte Verständnis gewinnen für das Wesen abnormer Lebensvorgänge und für deren Folgezustände. Die Pathologie als Methode war tausend Jahre hindurch nicht definiert. Man hatte keinen *technischen* Zugang zu *den* Problemen, deren Klärung allen Ärzten am Herzen liegen sollte. Erst als der Wunsch, bestimmte Sachverhalte *per autopsiam*, durch Augenschein, zur Kenntnis zu nehmen, durchschlug, kam man weiter. Als Orientierungsmarke mag das Jahr 1543 gelten, in dem die „Fabrica" des Vesalius divinus erschienen war. Der geistige Besitz dieses Werkes war die eigentliche Voraussetzung für eine planmäßig betriebene *anatomia practica*. Der erste Pathologe im heutigen Sinne war WILLIAM HARVEY (1578 bis 1657). Er hat als „gelernter Anatom" zwei Tatsachen entdeckt, die nicht nur als solche „Ewigkeitswert" besitzen, sondern „methodenkritisch" wichtig sind: Er hat erstens durch Bilanzierung des Stoffverkehrs den Blutkreislauf, zweitens durch experimentelle Fortpflanzung bei warmblütigen Tieren den „Kernsatz" omne vivum ab ovo gefunden. *Diese Synthese* von Anatomie und Physiologie ist das *thematische Specificum* der naturwissenschaftlichen Pathologie bis zur Stunde. Wer dies nicht sieht, versteht die konventionelle Pathologie nirgendwo richtig.

Die *Allgemeine Pathologie* bedient sich der Sammlung und Sichtung des Erfahrensgutes der speziellen pathologischen Anatomie. Diese wurde begründet durch GIOVANNI BATTISTA MORGAGNI. Sein Werk De sedibus et causis morborum (1761) war insofern epochemachend, als es diejenigen klinischen und pathologisch-anatomischen Befunde einander gegenüberstellte, welche er selbst in einem langen Leben gewonnen hatte. Mit Recht rühmte VIRCHOW 1894 die Bedeutung MORGAGNIS für den „anatomischen Gedanken". Ohne diesen hätte sich die abendländische Medizin ganz anders entwickelt. Die Allgemeine Pathologie ist also die *Summe* der Erfahrungen einer speziellen pathologischen Anatomie, – *und sie ist noch ein wenig mehr!* Sie sucht und findet durchgehende Gesetzlichkeiten, sie arbeitet *nomothetisch*. Die spezielle pathologische Anatomie untersucht das Einzelne in geschichtlich bestimmter, einmaliger Gestalt. Sie arbeitet *idiographisch*. Allgemeine Pathologie ist Gesetzeswissenschaft, pathologische Anatomie Ereigniswissenschaft.

Neben diesen in zwei Jahrhunderten errichteten Säulen einer wissenschaftlichen Pathologie zeichnet sich eine dritte Richtung ab, die *Theoretische Pathologie*. Sie arbeitet nach den Gesetzen der mathematischen Logik, sie behandelt die organismischen Strukturen mit allen ihren Veränderungen im Kollektiv, sie sucht keine Einzelschicksale und klinischen Zusammenhänge, jedoch größere und „höhere Bindungen" gestörten Lebens, also auch menschlichen Leidens in einer geomedizinischen, meteorobiologischen, historischen und philosophischen Sicht. *Hier ist viel zu tun.*

In der „Fernwirkung" des anatomischen Gedankens wird Pathologie in der ganzen zivilisierten Welt „morphologisch" betrieben. Dabei werden alle Methoden eingesetzt, über welche die wissenschaftliche Morphologie verfügt. Morphologische Sachverhalte werden in allen Dimensionen untersucht. Hierbei spielt die pathologische Chemie keine geringe Rolle. Fragen der Krankheitsentstehung können vielfach nur experimentell geklärt werden. Ob die *experimentelle Pathologie* als Fach eine Eigenstellung beanspruchen darf, erscheint ebensowenig geklärt, wie dies auch für die in den letzten Jahren aus praktischen Gründen aufgekommenen Fach*richtungen* Neuropathologie, Paidopathologie, diagnostische Zytopathologie udgl. gelten dürfte. Ich möchte nicht mißverstanden werden: *Nötig* sind alle differenzierten Bemühungen. Aber weder nach der Methodik noch nach der geistigen Aussage läßt sich deren Eigenstellung begründen; denn die genannten Arbeitsrichtungen bleiben eben doch Sonderformen der morphologischen Pathologie. Und das ist gut so!

Im folgenden seien einige wenige, ausgewählte Probleme der Theoretischen Pathologie herausgestellt. Ihre Behandlung möge als *Beispiel* verstanden werden. Es wird um Verständnis gebeten, daß ich auf Fragen zurückgreife, um deren Lösung ich schon früher bemüht war.

2. *Über Gesundheit und Krankheit*[2]

Seit es eine wissenschaftliche Pathologie gibt, wird an deren begrifflichem Fundament gearbeitet (GRUBER, DIEPGEN und SCHADEWALDT, 1969). Dies hat wahrscheinlich keinen anderen Grund als den, daß das Menschsein mit dem Bedürfnis beginnt, sich ein Bild von der Wirklichkeit zu machen (BURKHARDT, 1965). Was ist „krank", wer oder was ist „krankhaft"? Das „Krankhafte" umfaßt mehr, als mit dem Worte „Krankheit" gemeint sein kann. Das „Krankhafte" ist „umfänglicher" als die „Krankheit" (GRUBER, 1941). Krankheit bedeutet Störung der Gesundheit, das Krankhafte aber meint die Gesamtheit aller aus der Variationsbreite herausfallender Erscheinungen gestaltlicher und funktioneller Lebensäußerungen. LÉRICHE soll einst formuliert haben „Gesundheit ist das Schweigen der Organe"! Danach würde Gesundheit das Funktionieren aller organismischen Strukturen menschlicher Individualisiertheit ohne jede subjektiv wahrnehmbare Störung bedeuten. Folglich ist Gesundheit das optimale personale Empfinden des Individuum) JACOB, 1978). Gesundheit bedeutet in einem höheren Sinne optimale Angepaßtheit an den Ordnungsbereich der menschlichen Gesellschaft (HEUBNER, 1929). Gesundheit bedeutet ungestörtes Leben in voller Harmonie, und zwar der körperlich-

---

[2] Nach einer Untersuchung von W. DOERR, WG. JACOB und TH. NEMETSCHEK (1975).

organologischen wie der funktionell-psychologischen Funktionen. Leben – sehr vereinfacht ausgedrückt – bedeutet *„Geschehen in der Zeit, gebunden an ein variables materielles Ordnungsgefüge".*

Man trifft hier auf zwei philosophisch begründbare Kriterien des Lebendigen: „Raumgestalt" und „Zeitgestalt". Beide machen klar, daß „räumlich" und „zeitlich" bestimmt-charakterisierbare Zuordnungen *und* Ereignisabfolgen die Besonderheiten des Lebens mitbestimmen. Krankheit bedeutet nach VIRCHOWS Worten „Leben unter abnormen Bedingungen" (1856). Genau betrachtet kann uns diese Definition heute nicht genügen. Dies hängt damit zusammen, daß zu VIRCHOWS Lebzeiten kaum bekannt sein konnte, daß das Leben jedes in einer technisierten Hochzivilisation vegetierenden Menschen einer „toxischen Gesamtsituation" besonders „auf dem Gebiet der Ernährung" ausgesetzt sein würde (EICHHOLTZ, 1956). Dennoch muß die „biologische Existenz des Menschen in der Hochzivilisation" (EICHHOLTZ, 1959) nicht notwendigerweise die Merkmale des Pathischen – jedenfalls innerhalb eines von *einem* Beobachter übersehbaren Zeitraumes – zu erkennen geben.

RIBBERT (1912) hat das Problem vergleichsweise besser gesehen und prophetisch formuliert: „Krankheit ist die Summe der herabgesetzten Lebensvorgänge, die von den durch Mangel an Anpassung bedingten Veränderungen im Bau des Körpers abhängig sind". Aber auch hiermit sind wir heute nicht ganz zufrieden, weil das funktionelle Prinzip nicht angesprochen ist.

Ganz sicher ist eigentlich nur, daß der Krankheitsbegriff unter allen Umständen an den der Gesundheit gekoppelt ist. Gesundheit und Krankheit sind zwei alternative Erscheinungsweisen des Lebens (E. MÜLLER, 1969). Wenn Krankheit Störung der Gesundheit, letztere aber „ungestörtes Leben" bedeutet, was ist Leben, und inwieweit kann man das Wesen des Krankhaften aus dem des Lebendigen herleiten?

„Leben" bedeutet unter anderem Fähigkeit zu identischer Reduplikation, zu Stoffumsatz, und zwar (1.) zum Zwecke der Strukturerhaltung, (2.) der Energieumschichtung. „Leben" äußert sich durch eine Reihe von Merkmalen, und insofern „Gestalten" nicht „sind", sondern „geschehen", bedeutet Leben auch in diesem Zusammenhang „Ereignisabfolge". An diesem Vorgang können sehr verschiedene Störungen angreifen, deshalb ist das Panorama des Krankhaften so riesenhaft.

Die *identische Reduplikation* ist das vornehmste Kennzeichen des Lebens. Sie bedient sich stets im Nachhinein der Vorgänge des Wachstums. *Wer oder was alles kann wachsen?* Wachsen können nicht nur Lebewesen (Viren, Bakterien, Einzeller, Pflanzen, Tiere), sondern auch unbelebte Strukturen (ein Kristall, ein Sternenhaufen, ein Fluß zur Zeit der Schneeschmelze, eine zu Tal donnernde Lawine). Wachstum bedeutet Ansatz durch Zunahme der funktionell, natürlich auch strukturell „vollwertigen Masse". Das Muster eines Impfkristalles kann ausschlaggebend sein, ob aus einer an Calcium- und Carbonat-Ionen übersättigten Lösung Kalkspat oder Aragonit auskristallisiert.

Es ist ganz naheliegend, folgendes zu fragen: Könnten Störungen von derlei Vorgängen so etwas bedeuten wie *Krankheit im organischen Bereich?* Im Jahre 1851 beobachtete ERDMANN (zitiert nach HOFMANN und RÜDORFF, 1965) an alten Orgelpfeifen der Schloßkirche von Zeitz, daß diese sich ohne erkennbaren Anlaß mehr oder weniger ausgedehnt mit grauen warzenähnlichen Auftreibungen bedeckt hatten. Aus diesen quoll ein graues Pulver hervor. Diese als Museumskrankheit bezeichnete Erscheinung beruhte darauf, daß sich das metallische Zinn unterhalb einer Temperatur von + 13° C in die nicht-metallische Modifikation umgewandelt hatte. Heute weiß man, daß Spuren von Aluminium in einer Beimengung von 0,01% die Umwandlungsgeschwindigkeit so stark erhöhen, daß aus der „Zinnkrankheit" die „akute Zinnpest" wird.

Die Frage, ob es Krankheiten auch im anorganischen Bereich gibt, ist nicht einfach zu beantworten. „Alterungserscheinungen" gibt es ohne Zweifel: Uran „altert" in Jahrtausenden, am Ende der Zerfallsreihe steht Blei. Alterung von Zement, von Stahlträgern, Maschinenteilen, Pleuelstangen großer Schiffsmotore mit Veränderungen des Physikochemismus und Auftreten sogenannter „Ermüdungsfrakturen" ist bekannt. Ein Teil der „aseptischen Knochennekrosen" gehört hierher. Ermüdungsfrakturen entstehen durch molekulare Umlagerung der Gefüge der Apatitkristalle. Sie können durch die LOOSER-schen Umbaulinien im Röntgenbild erkannt werden. Alle diese Vorgänge hängen mit dem *zweiten Hauptsatz der Wärmelehre* zusammen. Sie können durch den von R. CLAUSIUS (1850) eingeführten Begriff der *Entropie* dem Verständnis nähergebracht werden. Entropie bedeutet, daß es eine absolute Umkehr von Naturvorgängen nicht gibt. Man kann daher sagen, daß die Entropie eines abgeschlossenen Systemes von Körpern, die miteinander in Wechselwirkung stehen, nur zunehmen, niemals abnehmen kann. Es laufen daher nur solche Vorgänge ab, die zu einer Zunahme der Entropie, d. h. zu einem Zustand mit der größeren Wahrscheinlichkeit in bezug auf Bewegung und Anordnung der Moleküle führen. Diese Vorgänge liegen dem Prozeß der Alterung unbestritten zugrunde. Sie spielen auch bei Störungen in der Zusammensetzung der anorganischen Materie eine Rolle. Die Kenntnis dieser Zusammenhänge wirft ein Schlaglicht auf die *naturwissenschaftlichen Bindungen des Krankheitsbegriffes*. Auch die lebendige Masse unterliegt der Entropieregel. Sie ist die letzte Ursache dafür, daß uns nicht ewiges Leben beschieden sein kann. Aus ganz dem gleichen Grunde darf man schließen, daß Krankheit der „wahrscheinlichere", Gesundheit aber der „weniger wahrscheinliche" Fall existentieller Verwirklichung ist. Leben in Gesundheit bedeutet Leben im physikalisch-chemischen *Ungleichgewicht* (KATCHALSKY, 1971).

In einer Zeit, die den Begriff der *Molekularpathologie* pflegt (RATZENHOFER, 1975), taucht wie von selbst die Frage auf, ob es nicht „kranke Moleküle" geben könnte. Natürlich gibt es erblich bedingte Enzymdefektkrankheiten und experimentelle gleichsam gezielte Fermenthemmungen mit allen Konsequenzen. Hierbei entstehen Metabolite, die entweder abartig sind oder aber zeitlich und örtlich da nicht hingehören, wo sie nachweisbar werden. Diese verrichten ihrerseits eine pathologische Leistung. Die Zahl dieser bekannten Störungen ist nicht klein. Allein der Erkenntniswert für unser Problem als solches ist gering.

Wir waren davon ausgegangen, daß Krankheit „Störung der Gesundheit", Gesundheit aber „angepaßtes" Leben bedeutet. Leben sei durch bestimmte Merkmale ausgezeichnet, eines – das vornehmste – bestünde in der Fähigkeit der Autoreduplikation. Jene bediene sich unter anderem der Vorgänge des Wachstums. *Gibt es also auch Wachstumsstörungen im anorganischen Feld?* Werden Kristalle nicht nach dem Muster der Impfkristalle wachsen, sondern „pathologische Formen" zustande bringen?

Kristalle entsprechen nur in seltenen Fällen den idealen Erwartungen. Man begegnet im allgemeinen *Realkristallen*. Diese sind mit Fehlern behaftet und zeigen die Folgen verschiedenartiger Wachstumsstörungen. Kein Kristallbau erfolgt mit modellhafter Regelmäßigkeit. Er ist vielmehr mit Fehlerstellen, Gitterlücken, Gitterversetzungen behaftet. Lageunterschiede, die mit Gitterversetzungen verbunden sind und sich bei

einer Reihe aufeinander folgender Bausteine – z. B. den Kohlenstoffnetzebenen –
wiederholen, führen zu *Mosaikkristallen*. Diese sind Haufwerke kleinster Teilchen, die,
wie im Falle der mikrokristallinen Kohlenstoffe, graphitische Kohlenstoffnetzebenen
enthalten. Die Erscheinungsformen dieser Realkristalle hängen außer von der initialen
Keimbildung nicht zuletzt von der Geschwindigkeit der Zusammenlagerung der einzelnen Bausteine ab. Wie bei allen Kristallisationsvorgängen kommt eine langsame
Zusammenlagerung einem regelmäßigen Kristallwachstum zugute. Ob „Regelmäßigkeit" etwas „Nützliches" oder „Positives" bedeutet, – falls eine derart primitive
anthropomorphe Frage überhaupt erlaubt ist –, ist wieder etwas anderes. Denn es ist
keineswegs erforderlich, daß z. B. Kollagen im kristallographischen Sinne streng
geordnet vorliegt. Vielmehr scheinen Regelmechanismen dafür zu sorgen, daß im
Fortgang der Alterungsprozesse keine vollständige Kristallisation, die mit vermehrter
Faserbrüchigkeit verbunden wäre, stattfindet, sondern daß stets nur ein parakristalliner,
d. h. teilkristalliner Zustand in Szene geht.

Für die Entstehung „kranker" Kristalle ist neben der Wachstumsgeschwindigkeit auch
die „richtige" oder „falsche" Keimbildung verantwortlich. So entstehen unter der
Wirkung feinteiliger Metalloxyde als Initialkeime, – bei der thermischen Disproportio-
nierung von Kohlenmonoxyd (gemäß 2 CO [300–600°C] $\rightarrow$ C + CO$_2$)[3] –, feinste Fasern
aus Kohlenstoff. Diese zeigen als Ausdruck der beim Faserwachstum mitwirkenden
störenden Faktoren („Versetzungen") einen schraubenartigen Habitus. Die dadurch
„interessant" und „schön" aussehenden Körperformen sind keinesfalles Ausdruck einer
besonders reinen inneren Ordnungsstruktur.

Krankheiten der lebenden Strukturen und Krankheiten der anorganischen Welt sind
durch zwei durchgehend gültige Merkmalsgruppen ausgezeichnet:

1. durch Änderungen der Gestalten („Raum- und Zeitgestalt"),
2. durch Abhängigkeit von den Gesetzen der Entropie.

Krankheit und Tod haben in diesem Sinne auch die gleiche Ursache. Krankheit ist das
Mittel, den gleichsam „absoluten" Tod durch Zerstreuung – Dissipation – jeglicher
Energie, d. h. den physikalisch-chemisch wahrscheinlicheren Zustand herbeizuführen.

Pathologisch-anatomische Befunde brauchen keinen Krankheitswert zu besitzen. Sie
können zwar als causa proxima mortis Bedeutung haben, müssen aber doch nicht
rechtzeitig, d. h. in der dem Tode voraufgegangenen Lebensphase erkennbar geworden
sein. So kommt es, daß sich Pathologen hart tun mit dem Krankheitsbegriff. N. PH.
TENDOLOO (1925) hielt „Krankheit" für einen funktionellen Begriff, und JACOB (1978)
trennt „Kranksein" von „Krankheit".

RÖSSLE (1936) nennt „krankhaft", daß etwas zur Unzeit, am falschen Ort und im
Unmaß (Übermaß) geschieht: Heterochronie, Heterotopie und Heterometrie seien die
Kriterien.

Damit sind wir erneut zu den „Gestalten" gelangt. Diese Faktoren zeigen mannigfaltige Modifikationen, die sich als „medizinische Geschichte" des Einzelfalles, des
Kollektivs, aber auch der Menschheit überhaupt widerspiegeln. Von diesem Standpunkt
der Betrachtung aus ist es nur ein kleiner Schritt zu einer historisch-geographischen

---

[3] Ich folge der Darstellung von TH. NEMETSCHEK.

Pathologie. Die Arbeitsweise des Pathologen ist eine ganz andere als die z. B. des Pharmakologen. Der „gelernte" Pathologe steht nach der Natur seines Handwerks in dem Spannungsfeld zwischen Ätiologie und Morphologie (G. HAUSER, 1929). Der Pharmakologe bindet seine Vorstellungswelt ohne Hemmung durch erklärungsbedürftige morphologische Krankheitsäquivalente an die „wahre Theorie der Medizin", die pathologische Physiologie. WOLFGANG HEUBNER hat diese Situation durch seine kritischen Studien über Pathobiose (1922) und Allobiose (1929) erhellt.

Die spezielle pathologische Anatomie *heute* ist technisch besser gerüstet als je zuvor. Sie kann ihre Befunde einer Datenverarbeitung anvertrauen. Sie erhält zuverlässige Korrelationen. Die Zahl wird zum Wesen der Dinge. Das Spiel der Mannigfaltigkeit im Raum und der Wiederholung in der Zeit beginnt mit der „Zwei", der ersten „Aufspaltung", der Alternation von Befunden (E. JÜNGER, 1974). Hier also steckt ein mathematisches Problem. GRELLMANN et al. (1974) haben folgende Formulierung gewagt:

Krankheit ist Störung eines *Regelverhaltens* mit bestimmten Kriterien:

1. Die Störung muß eine bestimmte, und zwar längere Zeit anhalten;
2. die Störung darf nicht zum Stillstand des Regelspieles führen. Stillstand des Regelkreises wäre gleichbedeutend mit dem Tod der organismischen Strukturen;
3. die Störung muß das Regelspiel in einen von der Gesundheit verschiedenen quasi-stationären Zustand bringen. Es muß ein falscher „Sollwert" eingestellt sein;
4. dieser falsche Sollwert muß außerhalb der normalen Streuung des richtigen Sollwertes liegen. Ist dies nicht der Fall, kann eine Krankheit auch nicht diagnostiziert werden.

Es ist selbstverständlich, daß die pathologische Anatomie in ärztlichem Auftrag handelt. Pathologen können auf eine pragmatische Abbreviatur ihrer diagnostischen Terminologie nicht verzichten, wollen sie eine „maximale Informationsverdichtung" erreichen (cf. PROPPE, in vergleichbarem Zusammenhang; 1973). Die Klinik verdankt JEAN MARTIN CHARCOT (1875) den Begriff der *Entité morbide.* Auch die morphologische Pathologie bedarf dieses Hilfsmittels, anders sie die verschiedenen Krankheiten nicht ordnen kann. Dabei spielt die „ärztliche Intuition" eine nicht ganz kleine Rolle. Intuition als höhere Form der intellektuellen Anschauung, mathematisch gesprochen als Funktion des plausiblen Schließens, ermöglich immer wieder das „Alles mit einem Male" (SCHOPENHAUER, 1946), nämlich die augenblickliche und vollständig zutreffende Erkennung auch schwierig gelagerter Sachverhalte. LEIBER (1973) hat gemeint, Krankheitseinheiten seien „symptomatologisch-syndromatologische Einheiten". „Gesund" und „krank" seien anthropozentrische Wertungen; sie gehörten, wie PROPPE (1973) dies wollte, nicht in logische, sondern in ästhetische Kategorien. Die Theoretische Pathologie kann hier ganz und gar nicht folgen: Denn wer die Thesen von LEIBER und PROPPE ernstlich vertritt, hat die Elemente der Theoretischen Biologie (v. BERTALANFFY, 1936) nicht verstanden. Die Besonderheit der lebenden Strukturen beruht nicht auf einem chemischen Mysterium, sondern auf Organisiertheit. Das Gefüge des Lebens ist kein echtes Problem der physikalischen Chemie. Es handelt sich um ein Problem der Ordnung, – der räumlichen und zeitlichen Zuordnung im molekularen Bereich. Die auf v. EHRENFELS (1890) zurückgehende Gestaltphilosophie hat uns die gedankliche Möglichkeit gegeben, die Tatsachen in Biologie und Medizin frei von Spekulationen und frei von einer einseitig anthropomorph orientierten Geisteshaltung, nämlich *organis-*

misch zu verstehen. „Organismisch" aber ist alles Denken, das auf die empirische Tatsache der Gesamtheit und Individualisiertheit des Lebens ausgerichtet ist. Der Organismus ist kausal unerklärbar, nicht weil er ein besonders verwickeltes chemisches Problem sei, ebensowenig weil er etwas Metaphysisches wäre, sondern einfach darum, weil „Organismus" in unserem Denkansatz ein Urbegriff ist, welcher eine weitere Auflösung weder zuläßt noch benötigt (DOERR, 1974). Es ist selbstverständlich, daß alles, was organismisch relevant ist, was also, um es klar zu sagen, *Gefahrencharakter* (Gefahr für die Erhaltung der organismischen Struktur) besitzt, als Voraussetzung für die Entstehung einer Krankheit angesprochen werden muß. Gegen dieses methodische Vorgehen gibt es kaum vernünftige Einwände, weder aus der Sicht des Arztes, noch des Naturforschers, noch des Philosophen. *Ärzte* haben als *Person* in Beziehung zu treten zu *kranken Personen* und nicht bloß zu Laboratoriumsbefunden oder zu einzelnen pathologischen Erscheinungen. An der Wirklichkeit des kranken Menschen gemessen ist die streng kausal-naturwissenschaftliche Medizin nur eine Methode von Verbindlichkeiten, aber nicht ein Bild dessen, *was wirklich ist*. Ihre Geltung ist eine kritische, keine ontische. Dies bedeutet aber, daß die naturwissenschaftlichen Daten alle richtig sind, das ausschließlich hierauf gegründete Bild des Menschen aber doch falsch sein kann. Richtigkeit und Wahrheit machen einen Unterschied. Menschliches Selbstverständnis umfaßt des Menschen Möglichkeiten, nicht ihn selbst.

Die pathologisch-anatomische Erfahrung des 18. und 19. Jahrhunderts erlaubte die Einführung einer Klassifikation von Krankheiten. Die Prävalenz patho-anatomischer Ordnungsstrukturen erreichte ihren Höhepunkt um die Wende des 19. zum 20. Jahrhundert. Seither vollzieht sich ein noch nicht zur Ruhe gekommener Wandel. Die statische Klassifikation pathologisch-anatomisch abgegrenzter Krankheitsgruppen wird zunehmend durch den Versuch einer Klassifikation pathophysiologischer und biochemischer Syndrome substituiert, welche symptomatische Prozesse nach nicht-morphologischen Kriterien ohne Rücksicht auf möglicherweise ebenfalls sichtbar werdende anatomische Befunde analysiert und zu Gruppen zusammenfaßt. Die radikale Konsequenz wäre der völlige Verzicht auf den Versuch, bestimmte Krankheitsbilder zu definieren und voneinander abzugrenzen. Hier kann der morphologisch arbeitende Pathologe, gleich welcher Arbeitsrichtung, nicht mitmachen. Denn das morphologische Substrat gehört zu den exaktesten synoptischen Merkmalen nicht-normaler Lebens-, also auch Krankheitsäußerungen. Die Trefferquote liegt bei autoptischen Untersuchungen bei 98%, bei bioptischen mindestens bei 95%. Auch für epidemiologische Untersuchungen ist der pathologisch-anatomische Befund unverzichtbar. Es muß freilich die Kenntnis der Anamnese hinzutreten (RÖSSLE, 1931). Die Zusammenschau anamnestischer, ökologischer, klinischer und morphologischer Daten ermöglicht eine statistisch zuverlässige Auswertung überindividueller Krankheitsursachen, der Gestaltungsfaktoren auf Krankheitsverläufe, schließlich der multifaktoriellen Todesursachen-Bündel. Die pathologisch-anatomische Diagnose stellt einen konstruktiven Erkenntnisakt dar, der die Bereiche Topologie, Nosologie, Morphologie und Ätiopathogenese umfaßt.

Gibt es den Begriff des Krankhaften vom Standpunkt der pathologischen Anatomie? Als krankhaft *können* alle diejenigen Veränderungen gelten, welche mit morphologischer Methodik darstellbar sind und über die Variationsbreite gestaltlicher Manifestation organismischer Strukturen unter regelhaften Bedingungen hinausgehen. Sie *müssen* als krankhaft bezeichnet werden, wenn nach aller Erfahrung die nachgewiesenen Strukturveränderungen mit Störungen des Lebens ursächlich verknüpft sind. Art und Umfang der mit den patho-anatomischen Befunden korrelierten Gesundheitsstörungen sind durch den Pathologen nur mit Zurückhaltung anzugeben. Hier ist es offensichtlich, daß kompensatorische Reserven für die klinische Manifestation entscheidend sind. Von Krankheit im Sinne der nosologischen Entität sollte man als Pathologe nur sprechen, wenn hinlänglich charakterisierbare räumliche und zeitliche Befunde (Raumgestalt und Zeitgestalt) zusammentreffen. Es müssen also mindestens zwei Postulate erfüllt sein, um unabhängig von der Kenntnis einer Krankheitsursache eine „Krankheitseinheit" diagnostisch konzipieren zu können. Die Praxis wird sich in vielen Fällen damit begnügen dürfen. Aus der Sicht der Theoretischen Pathologie muß man sagen, daß ein *stabiles* diagnostisches Gleichgewicht erstmals durch Interferenz von drei „harten" Werten erreicht wird. Im gegebenen Zusammenhang sei angemerkt, daß sich RICHARD THOMA (1881), der ebenso eigenwillige wie liebenswerte Begründer der Histomechanik, mehrfach mit dem Problem der Fünfpunkte-Stabilisierung beschäftigt hat.

In der Mechanik gilt als sicher, daß eine absolute Festigkeit z. B. einer Körperlagerung nur durch eine Fünfpunkte-Unterstützung erreicht werden kann. THOMA, ein Erfinder und Mathematiker unter den Pathologen, entwickelte seine Fünfpunkte-Theorie im Zusammenhang mit der Konstruktion *seines* Mikrotomes, das als Heidelberger Schlittenmikrotom ein Welterfolg wurde. THOMAS Enkel, der Physiker PROF. JEAN THOMA in Zug (Schweiz), hat mir kürzlich erläutert, daß und warum die Fünfpunkte-Theorie noch heute als verbindlich anerkannt werde. Ob es freilich erlaubt ist, diese in vollständig anderen Wissensbereichen entwickelten Vorstellungen in die Logik der Begründbarkeit einer Diagnose zu übertragen, sei dahingestellt. Immerhin ist es plausibel zu argumentieren, daß die Konvergenzdichte mehrerer Befunde, Ereignisse oder sonstiger Indizien in hervorragendem Maße geeignet ist, diagnostische Schlüsse und Aussagen zu festigen.

Krankheit der anorganischen Welt kann es im *ärztlichen* Sinne nicht geben. Krankheit kann sich ärztlich gesehen nur an Strukturen abspielen, welche den „vollen Charakter des Lebens" tragen. Dies sind im Sinne VIRCHOWS

1. Zellen und
2. die aus Zellen zusammengesetzten höheren organismischen Texturen.

Individuen sind nach VIRCHOWS Worten keine „Teileinheiten", sondern „Einheiten mit Teilen". Die vitale Einheit ist die Zelle. Die Zelle ist ein Lebensherd, sie kann auch ein Krankheitsherd sein. Krankheit ist ein Lebensvorgang, der sich vom normalen Leben nur dadurch unterscheidet, daß er sich am ungehörigen Ort, zur ungehörigen Zeit, in ungehörigem Ausmaß *und mit dem Charakter der Gefahr* abspielt. Letzteres ist wichtig, denn „kranke" Strukturen aus dem Reich des Anorganischen werden nicht durch eine Gefahr bedroht. Nach dem Gesetz der Erhaltung der Materie ist es belanglos, ob an die Stelle einer ansprechenden Kristallform ein amorpher Körper tritt. Ob Quarz oder Opal vorliegt, ist substantiell ohne Belang, – eine „Leidensfähigkeit der Steine" – ich sehe von den Prinzipien der fernöstlichen Religionsphilosophie ausdrücklich ab – kann ernstlich nicht erwogen werden. Omnia mutantur, nihil interit!

Zusammenfassend sei herausgestellt:

1. „Krankhaft" ist die Gesamtheit der aus der Variationsbreite gestaltlicher und funktioneller Lebensäußerungen herausfallenden Erscheinungen.

2. „Gesundheit" und „Krankheit" sind alternative Erscheinungsweisen des Lebens (MÜLLER, 1969). Insofern Gestalten nicht „sind", sondern „geschehen", bedeutet Leben „Ereignisabfolge" mit dem Ziele der Erhaltung organismischer Strukturen.

3. Anorganische Materie und lebendige Masse unterliegen dem zweiten Hauptsatz der Wärmelehre und insofern der Entropieregel. Aus diesem Grunde gibt es weder ein ewiges, noch ein auf die Dauer ungestörtes Leben. Krankheit im Sinne der physikalischen Chemie ist der „wahrscheinlichere", Gesundheit im Sinne eines störungsfreien Lebens der „weniger wahrscheinliche" Fall.

4. Auch im Reich der anorganischen Materie gibt es abnorme Strukturen, die man wohl auch gelegentlich als „krank" bezeichnet hat. Krankheit im Sinne unserer Betrachtungsweise kann aber nur eine Störung organismischer Strukturen durch Heterochronie, Heterotopie, Heterometrie *und* mit dem Charakter der Gefahr bedeuten.

5. Nosologische Entitäten sind Realitäten und keine Gedankenspiele. Sie sind logisch, philosophisch, aber auch substantiell begründbar durch Interferenz von Raumgestalt und Zeitgestalt. Diese beiden Kriterien, sind sie genügend ausgebildet, ermöglichen durchaus die Stellung einer zutreffenden Diagnose. Volle diagnostische Sicherheit aber wird durch Kenntnis des klinischen und morphologischen Gesamtbildes erreicht.

3. *Gestaltenlehre und Homologiebegriff[4]*

Wer aus der pathologischen Anatomie kommt und sich zum *ersten* Male *ernstlich* mit Homologie, Analogie, Typen- und Ideenlehre beschäftigt, hat Schwierigkeiten. Er versteht zunächst nicht, wurde er in der vorwiegend naturwissenschaftlich orientierten Pathologie erzogen, was die genannten Begriffe zum Inhalt haben könnten. Er sieht die Problemgeschichte nicht sogleich. Diese aber assimiliert zu haben, ist die elementare Voraussetzung für eine echte Nutzanwendung der in 200 Jahren gewonnenen Erfahrungen einer primär *nicht* auf pathologisch-anatomische Untersuchungen gerichteten Arbeitsweise.

Wer nach den Wurzeln spürt, dem bleibt eine Wanderung zu den Quellen der abendländischen Philosophie nicht erspart. Die sich dem Wanderer präsentierende Begriffswelt kann nur in jahrelanger geduldiger Arbeit erschlossen werden. Dabei wird der Sucher an die Worte jenes „griechischen Münchhausen" erinnert, der, als ob er eine Situationskritik hätte geben wollen, folgendes geäußert haben soll: Weit im Norden von Hellas sei es so kalt, daß im Winter selbst die gesprochenen Worte einfrören. Man bekäme erst im folgenden Sommer die im Winter artikulierten Sätze zu hören, wenn nämlich die Worte wieder auftauten! – So verstünden die Hörer des PLATON die Worte des Meisters erst zeitlich sehr viel später, freilich und auch dann noch vielfach unvollständig. An diese von PLUTARCH übermittelte Fabel von den „eingefrorenen Worten" sollte man sich erinnern, wenn man sich mit den Lehren der Alten ohne ausreichende Vorbereitung einläßt (GAISER, 1963).

Nach HERMANN BRAUS (1913) ist Morphologie historische Ereignislehre, nach DIETRICH STARCK (1978) Formenkunde der Organismen. GOETHES Morphologie ist im

---

[4] Nach W. DOERR, Virchows Archiv, Abt. A. 383, 5–29 (1979).

Letzten nur „Entwicklungslehre" (DISSELHORST, 1930). *Unsere* Homologie ist eine besondere Form der morphologischen Forschung.

Im Sinne eines allgemeinen Sprachgebrauches bedeutet „homolog" so viel wie „gleichlautend", „gleichnamig". Homolog gilt als Bezeichnung für das, was gleiche Beziehungen hat. *Homologe Punkte* sind solche, die bei der Kongruenz geometrischer Figuren aufeinanderfallen. *Homologe Glieder* einer Proportion sind die beiden Vorder- und die beiden Hinterglieder. *Homologe Reihen* in der Chemie sind Zusammenstellungen chemisch nahe verwandter Körper, die sich in ihrer Zusammensetzung z. B. durch die Gruppe CH_2 oder um ein Vielfaches derselben unterscheiden. In der *Mathematik* ordnet man den topologischen Raum ABELschen Gruppen so zu, daß homöomorphe, d. h. im Sinne der Topologie einander gleiche Räume isomorphen Gruppen entsprechen. Die Homologietheorie der Mathematiker geht von simplizialen Approximationen aus. Der *Homologiebegriff der Anatomen* geht auf R. OWEN (1848) zurück. Der Begriffsinhalt ist älter.

Durch die rein „gegenständliche" Betrachtung der Natur ist GOETHE (1817) zum eigentlichen Begründer der Homologieforschung geworden (LUBOSCH, 1931). Seit der italienischen Reise (1786 bis 1788) nehmen die „Homologien" eine besondere Stellung in seinen Arbeiten zum „Typusgedanken" ein (ZIEHEN, 1930). Dabei muß man sehen, daß, wenn GOETHE von „Analogien" sprach, er „Homologien" im heutigen Sinne meinte. *Daneben* kannte er *Ana*-logien, nämlich nicht auf gemeinsamer Abstammung beruhende Ähnlichkeiten der Leistungen bei fundamentaler Verschiedenheit des Baus z. B. eines Organes. GOETHES morphologische Forschung und SCHILLERS ästhetische Spekulation sind der Anfang der typologischen Betrachtungsart. GOETHES Bemühungen sind darauf gerichtet, „die Idee in der Erfahrung" zu suchen.

GOETHE hat 1817 geschildert, wie er am Abend des 20. Juli 1794 im Hause FR. SCHILLERS *nach* einer Sitzung der naturforschenden Gesellschaft in Jena, nachdem er versucht hatte, SCHILLER einen Begriff der „Metamorphosenlehre der Pflanze" und aus dieser hergeleitet den Urtypus „Urpflanze" zu vermitteln, die Antwort erhielt: „Das ist keine Erfahrung, das ist eine Idee".

GOETHES Arbeitsweise bestand darin, morphologische Grundzüge herauszustellen, und zwar derart, daß ein ideelles Schema entsteht. In der vergleichenden Anatomie der zweiten Hälfte des 18. Jahrhunderts hatte man „alle Tiere mit jedem und jedes Tier mit allen verglichen" und auf diese Weise jedwede wissenschaftliche Verständigung unmöglich gemacht. *Deshalb* machte GOETHE zunächst intuitiv, dann aber zunehmend bewußt den Vorschlag zu einem „*anatomischen Typus*", zu einem „allgemeinen Bilde" nämlich, worin die „Gestalten sämtlicher Tiere enthalten" wären und „wonach man jedes Tier in einer gewissen Ordnung beschriebe" (1820). *Dieser Idealtypus kommt so und in der Wirklichkeit nicht vor.* Was GOETHE „Typus" nennt, ist in keiner einzigen Pflanze und keinem einzigen Tier vollkommen verwirklicht. Kein organisches Wesen ist ganz der Idee, die zugrundeliegt, entsprechend. „Hinter jedem steckt eine höhere Idee" (VIËTOR, 1949 b).

In der Gestalt ist der begriffliche Gegensatz von „innen" und „außen" aufgehoben. Das Äußere ist das in Erscheinung tretende Innere der Natur. Wer einen Vorgang als Wirkung eines anderen vorhergehenden auffaßt, der stellt nur einen historischen Zusammenhang her, ohne das „Was" und das „Wie" zu interpretieren. Es ist einer der erregendsten Tatsachen, daß im Altertum alle Themata angeschlagen wurden, die 2000

Jahre später in der wissenschaftlichen Morphologie eine Rolle gespielt haben. Der Typus im GOETHESCHEN Sinne ist ohne die Ideenlehre des PLATON unverständlich. Die Ähnlichkeit der platonischen Ideen mit der GOETHESCHEN Typenlehre ist eine überaus bemerkenswerte Konvergenzerscheinung (ZIEHEN, 1930).

Die *Vorsokratiker* haben das System der Begriffe geschaffen: den Begriff des Seins, des Werdens, der Zahl, des Unendlichen und den Begriff des Logos. Diese Begriffe gelten nach THEODORAKOPOULOS (1972) als die Monolithen, auf denen der „Tempel der griechischen Philosophie" ruht. Die Menschen des 20. Jahrhunderts können kaum nachfühlen, welch außerordentliche intellektuelle Anstrengung nötig war, damit sich der Geist des damaligen mediterranen Menschen von der Sinnenhaftigkeit seiner Erlebniswelt trennen konnte. *Die Ideen sind nach PLATON die Gesichter des Seins.* Wie der Mensch durch sein „Gesicht" erscheint, so erscheint das Sein durch die Ideen. Die vier großen platonischen Ideen sind: der Gedanke der *Form;* der Gedanke der *Mathematik* als des Mittels, das Angeschaute in Regeln zu fassen; der Gedanke der *Einheit der Formen* trotz ihrer scheinbaren Verschiedenheiten; der Gedanke der *Kontinuität der ununterbrochenen Stufenfolge* der Organismen.

Ohne Ideenlehre des PLATON keine Lehre von den Gestalten! Ohne Gestalten keine wissenschaftliche Morphologie, ohne platonische Gestalten keine neuzeitliche Gestaltphilosophie (v. EHRENFELS, 1890) und ohne diese kein Verständnis für die Zusammenhänge: Gestalten als Idee, Idee als GOETHESCHER Typus, Typus als Element des Homologiebegriffes. Die Grundfrage, die jeder Naturwissenschaftler an sich gerichtet fühlt, ist die, welche GOETHE in die Formulierung brachte, wie *Sukzessives ein Simultanes* sein könne (DOERR, 1970). Es geht dabei nicht um die Klärung von Vorgängen im Sinne technisch arbeitender Naturwissenschaft, sondern um die „Einsicht" in einen größeren Zusammenhang. Der GOETHESCHE Typus bedeutet eine geistig geschaute Vielheit. Erst deren Gesamtheit umfaßt *alle möglichen Formbildungen* der Pflanzen und der Tiere. Danach ist der GOETHESCHE Typus reell in der Mannigfaltigkeit der Erscheinungen verwandter Formen, virtuell in der sich je nach den Umständen verschieden präsentierenden Potenz der Matrix faßbar (LUBOSCH, 1918, 1922, 1931). Die Erscheinungen der Einzelformen sind GOETHE nicht wie uns heutigen Morphologen Endglieder von Entwicklungsvorgängen, sie sind vielmehr *Sondergestalten,* unter deren Phänotypus die organismischen Strukturen ihren GOETHESCHEN Typus manifestieren!

Wer in die ältere Literatur eingedacht ist, kennt den historischen Akademiestreit zwischen CUVIER und GEOFFROY-DE ST. HILAIRE (1830). GOETHE stand ganz auf Seiten GEOFFROYS (LUBOSCH, 1918). CUVIER bekam recht wegen der Beweisbarkeit seiner technisch exakt erhobenen Befunde, aber er war nicht imstande, das *Prinzip der Homologie,* und allein darum ging es letzten Endes, zu begreifen. VIRCHOW (1861) hat klar formuliert: GEOFFROYS Streit war GOETHES Streit, weil es der berühmte Verfasser der „Philosophie anatomique" (GEOFFROY) übernommen hatte, die Methode des deutschen Dichters (GOETHE) in Frankreich heimisch zu machen.

Über den Homologiebegriff existiert eine unvermutet große Zahl von Mitteilungen, aber — wenn ich recht sehe — so gut wie gar nichts in der pathologischen Anatomie. Organe, welche voneinander herzuleiten sind z. B. die Schwimmblase der Fische und die Lungen, *oder* die sich aus einer gemeinsamen Ausgangsform entwickelt haben, nennt man homologe. *Die Feststellung der Homologie beruht primär auf der anschaulichen Tatsache der etwaigen Formenverwandtschaft aufgrund von Anlage und Bauplan* (PORT-

MANN, 1959)! Ergo: *Nicht* homolog sind die Flügel der Insekten und Vögel, die Lungen der Wirbeltiere und der Schnecken, die Kiemen der Fische und einer Muschel. Diese Organe haben zwar ähnliche Funktionen, zeigen aber weder eine Entsprechung der Lage noch eine solche der Entstehungsweise (BERSCH und DOERR, 1976). *Natura non facit saltus!* In der Reihe möglicher Formen, nicht nur der belebten Welt, sondern auch der anorganischen, entsteht nichts Unerhörtes. Es entsteht, man denke auch an die Kristallbildung, nur das, was sich in den „Gesamtplan" einfügt. „*Begreifen*" kann man dies nur aus der Sicht der Gestaltphilosophie (WG. KÖHLER, 1922, 1924/25; y. BERTALANFFY, 1928; KATZ, 1948; GUSS, 1975). Es gehört zu den faszinierenden Tatsachen deutscher Geistesgeschichte, daß sich ein „Unvollendeter" (so würde DIEPGEN, 1960 ihn bezeichnet haben), der Dichterarzt GEORG BÜCHNER, Sproß jener literarisch besonders hervorgetretenen hessen-darmstädtischen Familie des ERNST KARL BÜCHNER, in seiner zweiten Straßburger Zeit (1835) mit dem Homologiebegriff auseinandersetzte. Es ist für den Naturforscher beglückend zu beobachten, daß komplexe wissenschaftliche Fragen vielfach gleichzeitig von Persönlichkeiten in Angriff genommen werden, die ursprünglich gar nichts miteinander zu tun hatten. Im gegebenen Zusammenhang ist es nicht nur von historischem Interesse, daß GEORG BÜCHNER ganz das Gleiche suchte und fand wie GOETHE. BÜCHNER, fast noch ein Knabe, erkannte im Selbststudium die Prinzipien der vergleichenden Gestaltenlehre. Die Verbindung einer naturwissenschaftlichen Begabung von Rang mit dichterischer Genialität gilt als selten (VIËTOR, 1949 a). LORENZ OKEN, der erste Rektor der im Jahre 1833 gegründeten Universität Zürich, nahm Anteil an BÜCHNERS Straßburger Arbeit über das „Nervensystem der Barben"; BÜCHNER wurde mit dieser in Zürich (in absentia) promoviert; er erlangte 1836 in Zürich die Venia legendi. Leider starb er schon am 19. Februar 1837, nur 24 Jahre alt, an einem Typhus. Bemerkenswert sind einige Passagen aus seiner Antrittsvorlesung: „Die Natur handelt nicht nach Zwecken, sie reibt sich nicht in einer unendlichen Zahl von Zwecken auf, von denen der eine den anderen bedingt; sondern sie ist in allen ihren Äußerungen sich unmittelbar selbst genug. Alles, was ist, ist um seiner selbst willen da. Das Gesetz dieses Seins zu suchen, ist das Ziel einer der teleologischen gegenüberstehenden Ansicht. . . Alles, was für jene Zweck ist, ist für diese Wirkung". Die Methode der typologischen Vergleichung in der Morphologie ist nach BÜCHNERS Meinung der schönste Erfolg der von der Philosophie erleuchteten Naturordnung.

Jenseits dieser *Betrachtungsmöglichkeiten* gibt es auch absolut *praktische Anwendungen* des Homologiebegriffes. MAX BORST (1936) sprach von homologen und heterologen, von homoiotypischen und heterotypischen Geschwülsten. Im Sinne der *allgemeinen Histologie* kann man mit NAEF (1919, 1931) sagen: Homologe Bestandteile eines Organs, einer Organanlage, eines Gewebes sind diejenigen Bestandteile verschiedener bildähnlicher *Formindividualitäten,* die in deren gemeinsamer Erscheinung typisch wiederkehrende Merkmale darstellen. ERNST SCHWALBE (1906, 1907) hat als Erster dargestellt, welch große heuristische Bedeutung die Ausarbeitung einer „förmlichen Systematik", und zwar (1.) in Gestalt einer *morphologischen Reihe,* (2.) in Form einer *entwicklungsgeschichtlichen Reihe* und (3.) in der einer *teratologischen Reihe* haben kann. SCHWALBE betont aber auch mehrfach, daß die Verschiedenheit der in einer Reihe „eingefangenen" Einzelfälle erstaunlich groß sein könne. Es sei zwar erlaubt, die Glieder einer Reihe z. B geordnet nach der teratogenetischen Terminationsperiode nebeneinander zu stellen, man müsse sich aber davor hüten, zu weitgehende Übereinstimmungen bezüglich der formalen Morphogenese abzuleiten.

STARCK (1978), der beste Kenner der vergleichenden Anatomie der Wirbeltiere, fürchtet, eine „reine" Morphologie sei im Grunde nichts anderes als „pure Stilkunde", sie „versande" letzten Endes in metaphysischen und „ästhetisierenden" Spekulationen. Für ihn sind unsere Begriffe ausschließlich im Zusammenhang mit der Abstammungslehre interessant. Im Sinne von STARCK wird Homologie als Ausdruck einer gemeinsamen Abstammung in erdgeschichtlichen Zeiten verstanden. Der evolutive Homologiebegriff bezeichne Organe oder Teile zweier Organismen als homolog, wenn sie von der gleichen Ahnenform abzuleiten sind. Diese Homologiefeststellung setzt also eine gute Kenntnis der Phylogenie voraus. Dabei unterliege man leicht der *petitio principii:* Homologie beweise eine Abstammungsverwandtschaft; aber die Feststellung einer solchen sei eine der Voraussetzungen für die Anwendung des Homologiebegriffes! Es sei daher hilfreich, sich der *Homologiekriterien* von REMANE (1952) zu bedienen. Diese heben u. a. auf drei Punkte ab: (1.) Feststellung der Lagegleichheit im Bauplan, (2.) Vorkommen von Zwischenstufen, (3.) Nachweis bestimmter Eigenqualitäten der verglichenen Teile. *Ähnlichkeit* allein beweise keine Homologie. Homologe Strukturen könnten einander auch unähnlich sein. Der Nachweis des Vorliegens einer Homologie mache eine Verwandtschaft sehr wahrscheinlich. *Die Feststellung des Vorliegens einer Homologie im Sinne der idealistischen Morphologie (GOETHES) hat zwar nicht mit absoluter Sicherheit, aber in einem erstaunlich hohen Prozentsatz aller Fälle zu Ergebnissen geführt, die auch im Sinne des evolutiven Homologiebegriffes als echte Homologien anerkannt werden! Analogien* seien etwas anderes: Sie entstünden unter gleichem Selektionsdruck und beruhten auf gleichartiger genetischer Information.

Auch bezüglich der Typenlehre geht STARCK eigene Wege. Da der Begriff „Typus" in der deutschen Sprache verschiedene Wertigkeiten besitze, seien folgende Modi zur Anwendung empfohlen:

1. *Typus der Idealistischen Morphologie*
Es handele sich um den „*Archetypus*", d. h. um das subjektiv und intuitiv *geschaute* Bild, und zwar im Sinne des Ausdruckes der ideal geschauten Einheit, die eine Vielzahl an und für sich verschiedener Wesen umspannt.

2. *Typusbegriff zur Kennzeichnung eines Mittelwertes*
Die Erarbeitung dieses Typus laufe auf die einfache Abstraktion einer Kategorie z. B. die Definition „Säugetiertypus" hinaus.

3. *Generalisierter Typus*
Es handelt sich um die Grundform einer Systemeinheit, nämlich um die ideale Konstruktion einer Form, aus der man sich alle der betreffenden Kategorie unterstellten Einzelformen ableiten kann.

4. *Typusbegriff als Element einer Klassifikation*
Ein solcher Typus kann als „Belegexemplar" einer Tier- oder Pflanzenart verstanden werden.

5. *Typusbegriff in den Geisteswissenschaften*
Der Idealtypus gleicht einem „Instrumentarium" zum Zwecke der geistigen Beherrschung des empirisch Gegebenen.

Wenn man diese STARCKsche Gliederung mit dem problemgeschichtlichen Apparat und *sub specie pathologiae* vergleicht, ist es einleuchtend, wenn man konstatiert: Typen 1 und 3 stehen dem GOETHESCHEN Typus nahe, Typus 2 und 4 sind technische Typen und insoweit unverzichtbar, mit dem Typus 5 sollten Pathologen nicht ohne zwingenden Grund umgehen.

Man erwirbt am schnellsten einen Begriff von der Leistungsfähigkeit des Homologiegedankens, wenn man sich schlüssiger *Beispiele* bedient. Hierzu sind *„Reihen"* als einfache, bestimmt-charakterisierbare *„Symmetrieformen"* als schwierigere, *„histophathologisch definierbare Phänomene"* als „Parameter" besonderer Wertigkeit geeignet. (cf. W. DOERR, Virchows Archiv, Abt. A, Bd. 383, 1979).

Kritische Erörterung

Wir haben die Problemgeschichte des Homologiebegriffes in der wissenschaftlichen Morphologie skizziert. Der Homologiebegriff erweist sich einmal als heuristisch wertvoll, zum anderen als Verständigungsmittel. Ich sehe seine eigentliche Bedeutung für die morphologische Krankheitsforschung darin, daß er Zusammenhänge freilegt, ja bestimmte Prognosen gestattet: Einige Mißbildungen dieser oder jener Form *müssen* existieren und *dürfen* erwartet, bestimmte Geschwulstformen *sollten* gesucht, und sie werden mit der für diese Dinge gültigen Sicherheit gefunden werden.

Die Technik der Untersuchungen zur Homologie ist auf „Vergleiche" und „Reihen", aber auch auf die Kenntnis der „chronologischen Ereignisabfolge" angewiesen. Die Anwendung der Homologie setzt einige Erfahrung im Umgang mit „Typen", deren begriffliche Bewältigung eine hinreichende Kenntnis der „Gestalttheorie" voraus.

Ist dieses Vorgehen wissenschaftlich erlaubt? Die älteren zeitgenössischen Pathologen erinnern. sich an den „Geburtstagsbrief" von WERNER HUECK an OTTO LUBARSCH (1929): Sind Deutungen, die der Einbildungskraft entsprungen sind, in der Morphologie berechtigt! – Die Antwort, die HUECK einer Kritik LUBARSCHS an seinen Mesenchymstudien entgegenstellt, ist treffend: Beobachtungen müssen sachlich begründet und objektiv nachprüfbar, Deutungen sollten subjektiv einfühlbar sein und die gedanklichen Abstraktionen eine „Typisierung" gestatten. Die *wohl* verstandene Studie PAUL OPPENHEIMS „Die natürliche Ordnung der Wissenschaften" (1926) weist dem Suchenden durch das bekannte „Gleichnis vom Aussichtsturm" den Weg: „Ein Wanderer auf der Oberfläche der Erde sieht zwar eine Fülle von konkreten Gegenständen und ihre individuellen Merkmale, er erhält Einblick, aber keinen Überblick (,sieht den Wald vor lauter Bäumen nicht'); will er diesen bekommen, so muß er auf einen Aussichtsturm steigen; je höher er steigt, um so mehr vermindert sich die Zahl der Einzelheiten, er sieht von ihnen ab (,abstrahiert'), dafür aber weitet sich sein Gesichtsfeld, er sieht die Ordnung, das ,Typische' der Landschaft" (HUECK).

Den Wert dieses Gleichnisses sieht HUECK darin, daß klar zum Ausdruck kommt, daß eine vollständige wissenschaftliche Kenntnis nur durch Vereinigung zweier Tätigkeiten – Analyse und Synthese – gewonnen werden kann. Andererseits: Der Turm darf nicht so hoch sein, daß die nachprüfbare Tatsachenwelt dem Auge des Suchenden entschwindet.

Hier liegt also *ein* Regulativ für das Arbeiten mit dem Homologiegedanken. Alle Tatsachen müssen sicher im Griff behalten werden, ein „Stratosphärenflug" ist „verboten"! Zweifellos liegt hier eine subjektive Note, deshalb suchen wir nach weiteren Regulativen. Unser „Instrumentarium" darf und soll immer insoweit benutzt werden, als sein Einsatz den Gesetzen der *mathematischen Logik* entspricht. Was ist mathematische Logik, was tut sie?

Für die *axiomatische Mathematik* bilden die Regeln der Logik die einzigen erlaubten Hilfsmittel. Die Regeln der Logik beziehen sich auf die Struktur der *Sprache.* Solange diese eine natürliche Sprache ist, kann die präzise Anwendung der logischen Regeln an der ungenügend fixierten Struktur einer solchen Sprache scheitern. Es ist unverzichtbar, eine ausdrucksfähige, *formale* Sprache zu erarbeiten. Dies hat schon LEIBNIZ gewußt. Aber erst seit 100 Jahren ist die Abstraktionsfähigkeit der Mathematiker so weit entwickelt, daß hinlänglich zuverlässige Sprachen entwickelt werden konnten. Die heute wichtigste Sprache der „prädikaten Logik der ersten Stufe" wurde von BERTRAND RUSSELL (1872 bis 1970) entwickelt.

Schwierig*ere* Gebiete der Mathematik z. B. die *Mengenlehre* werden heute nur noch auf der Basis von formalen Sprachen entwickelt. Solche sind erforderlich, wenn man das Problem der Widerspruchsfreiheit der Mathematik untersuchen will. Dieses Problem wurde zuerst von DAVID HILBERT (1862 bis 1943) in Angriff genommen.

Der Erfolg der mathematischen Logiker beim Aufbau formaler Sprachen hat die Sprachwissenschaftler angeregt, mit verwandten Methoden eine Beschreibung der Struktur der natürlichen Sprachen zu versuchen, die besser ist als die der herkömmlichen Grammatik. Man spricht von *„generativer Grammatik".* Die Sprachen, deren sich die *Computerwissenschaft* in der Automatentheorie bedient, sind vereinfachte formale Sprachen. Der Aufschwung der formalen Logik hat die Philosophen in den Stand gesetzt, auf gesichertem Boden *der* Frage nachzugehen, ob die Regeln der Logik Konventionen sind oder ob sie auf tiefere Weise begründet werden können, – oder auf die Frage, ob der Mensch, so lange er nur Wissenschaftler ist, durch einen „Computer mit Sinnesorganen" ersetzt werden könnte?

Die Mathematik kennt die Begriffe *„demonstratives" und „plausibles" Schließen* (G. POLYA, 1963). Dem demonstrativen Schließen entspricht das Vorgehen im Sinne induktiver Beweisführung. Sie arbeitet Schritt für Schritt. Dagegen arbeiten der deduktive Beweis des Physikers, der Indizienbeweis des Juristen, der dokumentarische Beweis des Historikers, der statistische Beweis des Volkswirtschaftlers nach dem Prinzip des plausiblen Schließens. Hierher gehört auch die ärztliche Intuition (CATEL, 1978). Bevor ein Beweis, etwa der pythagoräische Lehrsatz, vollzogen wurde, mußte die Idee des Beweises konzipiert sein; ganz das gleiche vollzieht sich in unserem ärztlich-diagnostischen Alltag. Diese Intuition bedeutet, wie dies SCHOPENHAUER nannte, die unmittelbare Erfassung der Wirklichkeit in ihrer ganzen Sinnenhaftigkeit. Demonstratives Schließen ist sicher, unbestreitbar, endgültig. Plausibles Schließen ist provisorisch, gewagt und daher irgendwie strittig. Aber ohne plausibles Schließen sind weder klinische Medizin noch pathologische Anatomie vollziehbar.

Zu HUECK und LUBARSCH würden wir heute nach 50 Jahren sagen dürfen: Deutungen morphologischer Sachverhalte, die der Phantasie entsprungen sind, sind solange erlaubt, d. h. wissenschaftlich in allem Ernst vertretbar, als sie die Kriterien des „plausiblen Schließens" im Sinne von GEORG POLYA erfüllen, d. h. sich nach den Regeln der mathematischen Logik vollziehen. Dies ist das *zweite* Regulativ unserer Arbeiten mit dem Homologiebegriff.

Wir kehren noch einmal zu GOETHE zurück. In seinem Aufsatz „Die Absicht eingeleitet" (1817) schreibt er: „Der Deutsche hat für den Complex des Daseyns eines wirklichen Wesens das Wort Gestalt". Er fährt dann fort: „Betrachten wir aber alle Gestalten, besonders die organischen, so finden wir, daß nirgend ein Bestehendes, nirgend ein Ruhendes, ein Abgeschlossenes vorkommt, sondern daß vielmehr alles in steter Bewegung schwanke". Dies ist *unser* Fließgleichgewicht (der heutigen Tage) und die Vorwegnahme der „Gestalttheorie".

Wir hatten oben formuliert: Ohne „Gestalten" keine wissenschaftliche Morphologie, ohne platonische „Gedanken" keine aktuelle Gestaltphilosophie und ohne diese kein Verständnis für die Zusammenhänge: Gestalten als Idee, Idee als GOETHESCHER Typus, Typus als Element des Homologie- (im übertragenen Sinne auch des Konstitutions-) begriffes. An der Grenze zwischen mathematischer Logik und Gestaltenlehre treffen wir auf HANS LIPPS' Untersuchungen zu einer „hermeneutischen Logik" und dessen Arbeiten über die „Verbindlichkeit der Sprache" (1976, 1977).

Das *dritte* Regulativ für das kontrollierte Arbeiten mit dem Homologiebegriff ist die sachgerechte Anwendung der *EHRENFELS-Kriterien.*

Inwieweit übrigens die Ideenlehre des PLATON als Vorläufer der GOETHESCHEN Typologie *wirklich* gelten darf, wird erörtert. HANSEN (1919) und NORDENSKIÖLD (1926) waren ausgesprochen gegen eine Identifizierung, ROTTEN aus der NATORPSCHEN Schule war *für* die Herstellung einer Beziehung zwischen Ideenlehre und Typologie. Nach ZIEHEN (1930) seien GOETHES Typus-Ideen „durchaus immanent", „hyperphysische Betrachtungen haben niemals die empirische Grundlage" von GOETHES Denken „beseitigt", – was natürlich uns Pathologen nur recht sein kann!

Am 28. Januar 1816 schrieb GOETHE an SCHOPENHAUER: „Idee und Erfahrung werden in der Mitte nie zusammentreffen, zu vereinigen sind sie nur durch Kunst und Tat"! – Mag dem sein, wie immer: PLATONische Ideen und GOETHESCHE Typen sind *mindestens* bemerkenswerte Konvergenzerscheinungen. KARL ERNST V. BAER hat in dem St. Petersburger Vortrag (1870, Nachdruck 1970) „Welche Auffassung der lebenden Natur ist die Richtige?" geschlossen mit den Worten: „Wer nicht Neigung und Verständnis zur Erkenntnis des Geistigen hat, mag es unerforscht lassen, nur urteile er nicht darüber, sondern begnüge sich mit dem Bewußtsein seines eigenen Ich."

Die vorstehenden Argumente umreißen ein Arbeitsfeld, fast ein Programm. Löst man die skizzierten Denk- und Arbeitsansätze von den hier besprochenen Beispielen ab, stellt man sie in eine allgemeine, den klinischen Hauptfragen zugewandte Krankheitsforschung, werden besondere Anforderungen zu bewältigen sein. Derlei Besonderheiten entstehen immer an Berührungspunkten zweier Wissenschaften. So wird sich die Pathologie eine neue Anreicherung mit geisteswissenschaftlichen Elementen gefallen lassen müssen. In einer Zeit, da Geschäftigkeit mit Fleiß, betriebliche Organisation mit geistiger Aussage verwechselt werden und die Laboratorien der Pathologen beinahe ganz nach ingenieurwissenschaftlichen Gesichtspunkten aus- und eingerichtet sind, ist es mir Herzenssache, von dem Bedürfnis der Pathologie nach gleichsam wiederentdeckten und daher beinahe neuen geistigen Entwicklungszielen zu berichten. *Diese* Arbeitsweise kann man als solche einer *Theoretischen Pathologie* verstehen.

Zusammenfassend halten wir fest:

1. Morphologie im Sinne J.W. GOETHES ist *Entwicklungslehre,* im Sinne von H. BRAUS *historische Ereignislehre,* nach D. STARCK *Formenkunde der Organismen.*

2. Der Homologiebegriff stammt aus der morphologischen Forschung. Er wird heute selbstverständlich auch in Mathematik, Chemie, Sprachwissenschaften und logischen Sachbezügen gebraucht.

3. Die Homologien nehmen eine besondere Stellung in GOETHES Arbeiten zur „Typenlehre" ein. GOETHES morphologische Forschung und SCHILLERS ästhetische Spekulation sind der Anfang der „typologischen Betrachtungsart".

4. Es werden die Zusammenhänge zwischen der Ideenlehre des PLATON und der Typenlehre GOETHES untersucht. Ohne Ideenlehre des PLATON keine Lehre von den Gestalten, ohne Gestalten keine wissenschaftliche Morphologie und ohne platonische Gestalten keine Gestaltphilosophie im Sinne von CHR. V. EHRENFELS.

5. Es wird gezeigt, daß ohne Gestaltphilosophie kein Verständnis zu gewinnen ist für die Zusammenhänge: Gestalten als Idee, Idee als GOETHESCHER Typus, Typus als Element des Homologie-, ja selbst des Konstitutionsbegriffes.

6. Das Vorliegen einer Homologie wird durch Anwendung bestimmter „Homologiekriterien" gesichert. Homologe Strukturen können „technisch" einander unähnlich sein.

7. Die Anwendung des Homologiebegriffes im Bereich der morphologischen Krankheitsforschung erweist sich
   a) als heuristisch wertvoll,
   b) als Verständigungsmittel zu Charakterisierung vergleichbarer Sachverhalte,
   c) als Instrument der Ordnung und Klassifizierung,
   d) als Voraussetzung zur Freilegung sonst nicht verständlicher Zusammenhänge, in erster Linie der morphologischen Situation, sodann aber als Basis für die Prognose etwa zu erwartender künftiger Befunde.

   Insoweit ist der didaktische Wert der gesicherten Homologien, d. h. ihrer ausdrücklichen Herausarbeitung unschätzbar groß.

8. Die Anwendung der Homologieforschung im Bereich der pathologischen Anatomie bedarf der Kontrolle durch „Regulative". Diese sind:
   a) Alle Tatsachen müssen sicher im Griff gehalten werden;
   b) die Gesetze der mathematischen Logik, des demonstrativen, insbesondere des plausiblen Schließens sind zu beachten;
   c) die EHRENFELS-Kriterien müssen bedacht und richtig angewendet werden.

Selbstverständlich kann die methodische Haltung der Theoretischen Pathologie charakterisiert werden durch weitere Beispiele z. B. durch eine *Anthropologie des Krankhaften* (DOERR, 1972, 1974) oder durch eine Untersuchung der *Pathomorphose* (DOERR, 1955/56; 1972). Es mögen unsere Bemühungen aber vorläufig ihr Bewenden finden. Wir kommen im „Themenkatalog" (S. 57) auf alle Fragen zurück.

II. Nach der Konzeption des Historikers

H. Schipperges

Die Theoretische Pathologie ist mit ihrer Motivation und ihren Zielsetzungen erst in neuerer Zeit wieder in den Mittelpunkt einer wissenschaftlichen Diskussion gerückt. Wir hielten es daher für angebracht, eine „Einführung in die Theoretische Pathologie" zunächst einmal als Frage formulieren zu müssen. Was ist Theoretische Pathologie, und was berechtigt uns dazu, eine solche begriffliche Kombination überhaupt in die Diskussion zu werfen, wo wir doch nicht nur eine Pathologische Physiologie und Morphologische Pathologie kennen, sondern auch eine in sich durchprofilierte und mit ehrwürdigen Traditionen versehene Allgemeine Pathologie?

Wir sollten uns angesichts der heute – um 1980 – wiederum vor sich gehenden Medizin im Wandel aber auch an die Situation vor 130 Jahren erinnern lassen, als RUDOLF VIRCHOW in seinem „Archiv für pathologische Anatomie, pathologische Physiologie und für klinische Medicin" Bilanz zu ziehen versuchte, um einer neuen Theorie der Medizin die Bahn zu brechen. Im ersten Band seines Archivs (1847) bereits hatte VIRCHOW in einem großangelegten Entwurf „ein ideales Bild" der modernen Medizin entworfen, das auch heute noch bemerkenswert ist und das wir in seinen wesentlichen Zügen nachzeichnen sollten.

Die Grundlage der wissenschaftlichen Medizin ist die Physiologie, die Lehre vom gesunden Leben. Auf dieser Basis erst bauen sich die beiden integrierenden Bestandteile der Heilkunde auf: die Pathologie, als die Lehre von den veränderten Bedingungen und den veränderten Erscheinungen des Lebens, und die Therapie, „welche die Mittel, diese Bedingungen aufzuheben oder die normalen zu erhalten, feststellt".

Der zentrale, die neuere Medizin in Bewegung setzende und in Bewegung haltende Punkt in dieser medizinischen Trias ist für RUDOLF VIRCHOW die Pathologie. Pathologie aber ist unmittelbar und unauflöslich verbunden mit der ihr zugrundeliegenden Physiologie wie auch der aus ihr hervorgehenden Therapie. Eine wissenschaftlich zu begründende Pathologie bedarf daher zunächst einmal einer Theorie. Sie ist als solche schon eine Theorie der Therapeutik.

Der „Begriff der Heilkunde", so folgert VIRCHOW, involviert ohne weiteres den des Heilens. „Mediziner kann daher nur derjenige genannt werden, der als den letzten Zweck seines Strebens das Heilen betrachtet" [Archiv 1 (1847) 1]. Dieses wissenschaftstheoretische Konzept wird sofort evident, wenn wir von seinem Kristallisationskern ausgehen, von der Pathologie als der Lehre von den Krankheiten. „Seitdem wir erkannt haben, daß Krankheiten nichts für sich Bestehendes, in sich Abgeschlossenes, keine autonomischen Organismen, keine in den Körper eingedrungene Wesen noch auf ihm wurzelnde Parasiten sind, sondern daß sie nur den Ablauf der Lebenserscheinungen unter veränderten Bedingungen darstellen, – seit dieser Zeit muß natürlich Heilen den Begriff haben, die normalen Bedingungen des Lebens zu erhalten oder wiederherzustellen".

In dieser großangelegten Architektonik einer wissenschaftlichen Medizin erscheint nochmals die Heilkunde als eine umfassende Lebensphilosophie, als die Lehre von den Phänomenen des Lebendigen, von den Bedingungen, den Veränderungen und der Wiederherstellung lebendiger Prozesse im menschlichen Organismus. Die reale Ausführung dieses theoretischen Zweckes ist für Virchow „die Aufgabe der praktischen Medizin". Aus diesen theoretischen Prämissen zieht VIRCHOW nunmehr die Konsequenzen: „Die Medizin und die Philosophie sind darin einig, daß nur ein ernstes Studium des Lebens und seiner Erscheinungen ihnen eine Bedeutung im Leben sichern könne. Erst eine genaue Kenntnis der Bedingungen des Lebens der Einzelnen und des Lebens der Völker wird es möglich machen, die Gesetze der Medizin und Philosophie als allgemeine Gesetze des Menschengeschlechtes geltend zu machen" [Archiv 1 (1847) 6].

Was VIRCHOW mit dieser theoretisch oder philosophisch zu konstituierenden Pathologie sucht, ist eine „Wissenschaft, die bisher nur in den Anfängen besteht, und welche bestimmt zu sein scheint, die allgemeine Pathologie zu ersetzen". Er nennt diese so entscheidende Disziplin zunächst noch „pathologische Physiologie". Er definiert diese neue Disziplin als „die eigentliche, theoretische wissenschaftliche Medizin". Und um von seinen Zeitgenossen ja nicht mißverstanden zu werden, erläutert der junge VIRCHOW auch dieses theoretische Prinzip: „denn theoretisch ist bekanntlich nicht – hypothetisch".

Wir sollten nun auch noch die letzten Schritte mit dem jungen VIRCHOW gehen, um dessen Konzept einer Theoretischen Pathologie verstehen zu lernen. Dies erscheint uns um so notwendiger, als die Pathologische Anatomie – 1980 wie 1850 – ihr Ansehen zu einem großen Teil „der Unwissenheit, und namentlich einer völligen Unbekanntschaft mit ihrer Geschichte" verdankt, zumal man – damals wie heute – gründlich dafür gesorgt hat, „die historischen Brücken hinter sich abzubrechen". Um so wichtiger erscheint es VIRCHOW, wiederum die „Dinge, die wir bloß räumlich neben einander sehen, in ein zeitliches und ursächliches Verhältnis" zu bringen.

Damit ist das Kategorialsystem einer wissenschaftlichen Medizin entworfen, das ganz und gar von den Prinzipien einer Theoretischen Pathologie getragen wird. Die pathologische Anatomie ist lediglich „die Vorhalle der eigentlichen Medizin". Als pathologische Physiologie erscheint die neue theoretische Disziplin als „eine Physiologie, die nicht vor den Toren der Medizin, sondern mitten in ihrer Residenz steht, eine Wissenschaft, die genau weiß, was der Medizin fehlt". Und noch einmal als Konklusion die fundamentale Formel, die lautet: „die pathologische Physiologie, als die Veste der wissenschaftlichen Medicin, an der die pathologische Anatomie und die Klinik nur Außenwerke sind!" [Archiv 1 (1847) 19].

Vor diesem historischen Hintergrund der neueren Medizin sehen wir uns nunmehr in der Lage, eine erste Antwort auf die Frage zu geben: „Was ist Theoretische Pathologie?" Aus einer Vielfalt möglicher Gesichtspunkte greifen wir im folgenden einen formalen und einen inhaltlichen heraus, um abschließend noch auf eine methodologische Perspektive zu sprechen zu kommen.

I.

Was den formalen Aspekt einer „Theoretischen Pathologie" anbelangt, so beziehen wir uns auf die Wissenschaftsklassifikation des hohen Mittelalters, die ihrerseits wieder auf einer tausendjährigen Tradition beruht, in den Akademien zu Alexandreia und an arabischen Hochschulen kultiviert wurde, ehe sie zu Beginn der europäischen Universitäten zur Blüte kam. Es handelt sich um die Literaturgattung der Isagogik, einer methodischen und didaktischen Introduktion in die Wissenschaften. Als „Isagoge in medicinam" gewann sie nach dem arabischen Vorbild des ḤUNAIN b. ISḤĀQ hohe Autorität und wurde unter dem Titel „Isagoge Johannitii" der „Ars medicinae" oder „Articella" prinzipiell vorangestellt.

Die „Isagoge Johannitii" beginnt mit den lapidaren Worten: „Medicina dividitur in duas partes, idest in theoricam et practicam". Die Medizin als Ganzes zerfällt in die beiden Hauptbereiche: die Theorie und die Praxis. Ihrer Theorie nach gliedert sich die Medizin in drei Teile: Physiologie (res naturales), Pathologie (res contra naturam) und

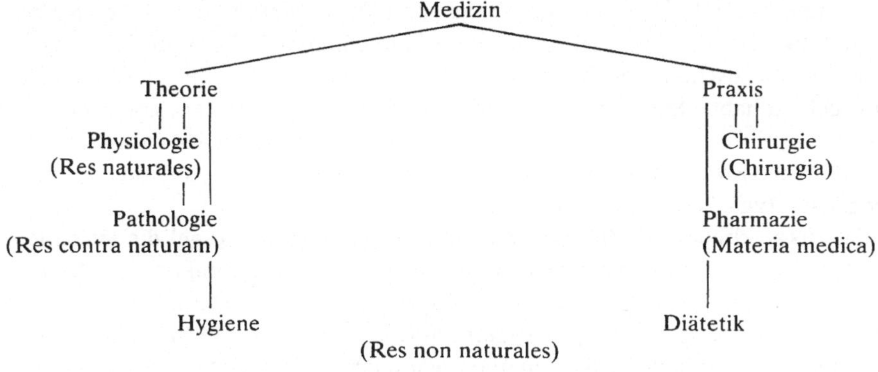

1. Licht und Luft
2. Essen und Trinken
3. Bewegung und Ruhe
4. Schlafen und Wachen
5. Ausscheidungen
6. Gemütsbewegungen

Schema 1. System der Heilkunde

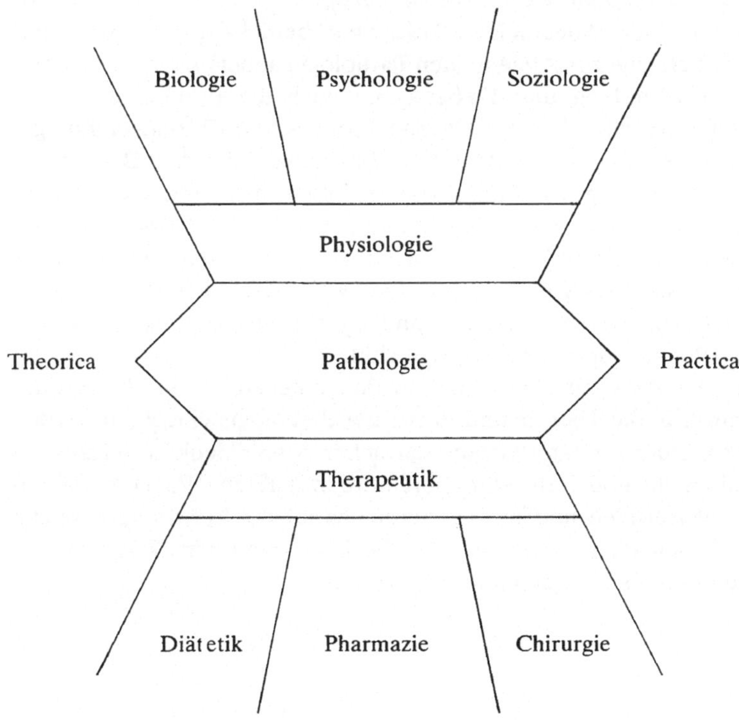

Schema 2. Struktur des Curriculum

Hygiene (res non naturales). Auch die Praxis umfaßt wiederum drei Gebiete der Heilkunst: Diätetik (diaeta), Pharmazeutik (materia medica) und Chirurgie (chirurgia). Nach diesem scholastischen Modell wurde die Medizin über die Jahrhunderte gelehrt und gehandhabt. Sie erscheint nach dem gleichen Muster noch in den propädeutischen Vorlesungen sowie den Lehr- und Handbüchern des 19. Jarhhunderts, die damals Titel trugen wie „Methodologie und Enzyklopädie der Medizin" oder einfach auch „Hodegetik". (vgl. Schemata 1 und 2).

Diesem klassifikatorischen Modell beugen sich nun auch in der Regel die einzelnen Diszplinen. Wie die Therapie etwa einen theoretischen und einen praktischen Aspekt hat, wie die Physiologie nach ihren naturphilosophischen Voraussetzungen und nach ihren praktischen Folgerungen befragt werden kann, so nun auch die Pathologie. Aus diesen rein formalen – und in der Tradition unschwer nachzuweisenden – Kriterien allein schon fühlen wir uns berechtigt und ermächtigt, von einer „Theoretischen Pathologie" zu sprechen.

II.

Neben den formalen Aspekten sollten nun aber auch die inhaltlichen Argumente ins Feld geführt werden, die einer „Theoretischen Pathologie" nicht nur ihren Gegenstand, sondern auch eine kaum schon abzuschätzende Überlieferung gewährt haben. Wir sollten versuchen, auch hier wieder in der Überlieferung deutlich gewordene autonome Gegenstandsbereiche herauszukristallisieren, um sie abzugrenzen gegen jene thematischen Felder, die bisher von einer „Allgemeinen Pathologie" berücksichtigt worden sind.

Was zunächst die Grenzbereiche zur Allgemeinen Pathologie anbelangt, so finden wir hier Grundbegriffe wie Entzündung und Fieber, aber auch die Problemfelder der Immunität, der Biologischen Rhythmik, einer Chrono-Biologie und Chrono-Pathologie oder auch das Panorama der Regulationsdefekte. Wir finden hier den Begriff der „Pathozönose" (GRMEK), der analog zur „Biozönose" gebildet wurde und die synchronen Verflechtungen der Krankheiten in einer bestimmten historischen Periode mit allen Umweltfaktoren zu umgreifen sucht. Wir sprechen neuerdings von einer „Syntropie der Krankheiten", wenn wir ein häufiges Zusammentreffen zweier Krankheiten bei denselben Patienten charakterisieren wollen –, alles Grundbegriffe, die mit Fug und Recht einer „Allgemeinen Pathologie" zugeordnet worden sind.

Demgegenüber hat es der Arzt mit einer Fülle an Phänomenen zu tun, die von der älteren Heilkunde unschwer in die Theorie und Praxis der Pathologie eingebaut werden konnten, während sie von einer im naturwissenschaftlichen Modelldenken reduzierten Pathologischen Anatomie mehr und mehr eliminiert werden mußten. Wir beschränken uns auch hier nur auf einige Beispiele und konzentrieren uns auf vier Erfahrungsbereiche im Pathologischen: auf 1. den Begriff „pathos"; 2. die Dimension der „Zeit"; 3. das Phänomen „Schmerz" und 4. das Grenzphänomen „Tod".

1. Der Begriff „pathos"

Die Pathologie hat es ganz allgemein mit dem Leiden des Menschen zu tun; sie ist der Logos vom Pathos. Während uns die Physiologie als die Lehre vom Gesunden eine

Einsicht in die unendlich komplexe Konkordanz des Organismus mit seiner Umwelt gab und damit auch die großartige Korrespondenz aller Lebensvorgänge zu vermitteln in der Lage war, die erstaunliche Abstimmung aller Teile und Töne, welche ja die Stimmung des gesunden Menschen ausmacht, gibt uns die Pathologie als die Lehre vom Kranken nun die Abweichungen, die Mißstimmungen, die Deformationen dieses Ganzen zu bedenken. Die so tausendfältig abgestimmte Ordnung ist verloren gegangen; es stimmt nicht mehr mit dem Menschen. Ihm fehlt etwas. Die Prozesse der Korrespondenz und Konkordanz treten in einen Widerspruch, und sie führen zum Versagen und Entgleisen; eine Störung tritt ein, setzt sich fest, pflanzt sich fort, breitet sich aus, generalisiert sich: Der Mensch wird krank.

Nicht von ungefähr haben die alten Ärzte versucht, den Menschen als solchen in seiner primären Existenz bereits als „natura pathologica" zu verstehen; sie haben von ihm mit Recht als von einem „homo patiens" gesprochen. Wo und wann nämlich wäre ein sterblicher Mensch ganz wohl und völlig gesund? „Der Mensch ist zum Umfallen geboren", sagt PARACELSUS, und weiter: „Er ist mit allen Krankheiten beladen und ihnen allen unterworfen, sobald er vom Mutterleibe kommt und schon im Mutterleib. Und wenn er am gesündesten ist, so dünkt ihn das nur so. Denn die Zerstörung feiert keinen Augenblick".

Mit dieser Zerstörung, diesem permanenten Destruktions-Werk, hat sich die Pathologie wissenschaftlich zu befassen, was keineswegs selbstverständlich ist und vom Gegenstand her schon große methodische Schwierigkeiten mit sich bringt. Pathologie, sofern sie Wissenschaft wird, sieht ja geradezu aus methodischen Gründen immer auch schon vorbei am „pathos". Der Leidende als solcher interessiert nicht den Erkennenden.

Diesen inneren Widerspruch hat FRIEDRICH NIETZSCHE in seiner Kritik der modernen Wissenschaft sehr fein herausgearbeitet, wenn er beschreibt: „So lange unter Kultur wesentlich Förderung der Wissenschaft verstanden wird, geht sie an dem großen leidenden Menschen mit unbarmherziger Kälte vorüber, weil die Wissenschaft überall nur Probleme der Erkenntnis sieht, und weil das Leiden eigentlich innerhalb ihrer Welt etwas Ungehöriges und Unverständliches, also höchstens wieder ein Problem ist" (Ed. SCHLECHTA I, 336).

Es dürfte daher einleitend bereits angebracht sein, die Fragen der Theoretischen Pathologie immer wieder zu verknüpfen mit den Naturwissenschaften, mit einer Physiologie, aber auch mit allen Problemen einer Medizinischen Psychologie. Denn was leidet im Grunde im Menschen? Was da leidet, ist immer wieder das arme Seelchen – „die Seele" oder exakter formuliert: das Ich, das Zentrum der Bewußtseinsvorgänge, eine Person, der Funktionszusammenhang aller sinnlichen Empfindungen, eben „die Seele". Wir wissen nur vom schlichten „Ich leide" und wagen kaum die Analogie zum anderen. Sehr treffend drückt dies das russische Sprichwort aus: „Hinter der fremden Backe schmerzt mich kein Zahn". Wir sind weitgehend im Leiden auf uns selbst verwiesen. Krankheit isoliert.

Und dieser Schmerz selber, ist er etwas Reales, Objektivierbares, wirklich Ernstzunehmendes, ist er ein wissenschaftlicher Gegenstand? Oder stellt er sich gar nicht der Untersuchung, ist lediglich Einbildung und Illusion, nur Produkt von psychischen Projektionen des Ich? In der Tat ist der Schmerz so unsäglich wandelbar, so sehr flüchtig; er kommt und geht, steigt und läßt nach, ist plötzlich weg, hat seine Weile gedauert und wurde schnell vergessen. In dieser dauernden Weile aber ist er wirklich da, wenn auch nur zu messen an der Zeit. Und damit rückt die Dimension der Zeit in unser Blickfeld und zentral auch in den Horizont des Pathologischen.

2. *Die Dimenison der Zeit*

In den „Opera Medica" des Arztes PETRUS HISPANUS, der 1277 als Papst JOHANNES XXI. verstarb, findet sich folgende, für die Pathologie des hohen Mittelalters besonders einprägsame Formel: „Tempus est causa corruptionis", ein erstaunliches scholastisches Diktum, das PARACELSUS in seiner lapidaren Sprechweise verdeutscht hat mit: „Die Zeit ursachet die Fäule". Wir sagen nicht von ungefähr vom sterbenden Mitmenschen: Seine Zeit ist abgelaufen; er ist den Weg alles Irdischen gegangen; er hat das Zeitliche gesegnet.

Unter dem Horizont der Zeit erst wird man das Wesen des Schmerzes genauer erläutern können, wird es zu fixieren vermögen. Hier allein hätten wir so etwas wie ein „punctum fixum", ein „punctum saliens" auch für Pathos. Wobei wir nun kaum noch daran erinnern müssen, daß wir Zeit nicht mit Raum verwechseln sollten. Die Uhr ist ein Raummesser, sie sagt dem Leidenden nicht viel. Seine Zeit ist viel geheimnisvoller; sie ist geradezu dadurch charakterisiert, daß sie keinen Raum hat, sie fällt immer zwischen zwei Punkte, ist nur als Schnittpunkt erlebbar und daher eigentlich ohne Dimension. Wenn sie aber im Punkte noch existiert, dann kommt sie nur vor zwischen dem, was *noch* kommt und dem, was *schon* war. Demnach wäre es völlig unrealistisch, wäre eine rein psychologische Vergröberung und sehr unwissenschaftlich, wenn wir die Zeit als Raum betrachten, was der naive Mensch ja ständig tut, indem er ein Stück Zukunft hineinreißt und ein Stück Vergangenheit mit hinübernimmt, um sich dann seelisch breitzumachen in dieser seiner eigenen Zeit.

Und wie wir die Zeit immer erleben zwischen Erinnerung und Erwartung, mit ihren abgelebten und erhofften Bereichen also, so leiden wir auch nie an der Gegenwart selber, vielmehr an einem Schmerz, der schon vorbei war oder einem Schmerz, der noch kommen könnte. Wir zittern aus Angst vor dem Kommenden und erbeben in der Erinnerung an das uns schon Geschehene. Das ist nicht anders möglich bei einem Schmerz, der nur als Resultante von Zeit festgelegt werden kann.

Natürlich haben dies die Ärzte, die berufsmäßigen Beobachter und Begleiter von Leiden, zu allen Zeiten gewußt und daraus ihre Konsequenzen gezogen. Auf der Beobachtung der Patienten, der Leidenden, beruhen denn auch alle Suggestionsmethoden, vom primitiven Schamanismus bis zur modernen Psychotherapie, vom alten Yoga bis zum Autogenen Training. Man will den Schmerz ausschalten, man möchte auf Grund von Einsichten in den psychischen Mechanismus die Empfindungen abschalten, man möchte aussteigen aus der Zeit, die einem so weh tun kann.

Ein Weiteres lernen wir beim konkreten zeitlichen Umgang mit Schmerz: Wie abhängig ist doch ein solches scheinbar rein äußerliches Schicksal, das uns im Innersten treffen kann, von den Spannungen und Haltungen dieses Inneren selbst, von unseren Stimmungen, vom Temperament, vom Biotonus des Organismus! Herrscht dort Hochstimmung, so ertragen wir fast alles. Steht der Pegelstand unserer Seele hoch, so geleitet bei frischen Winden das Lebensschifflein über alles hinweg. Sinkt der Spiegel, so kommen alle Zacken und Komplexe des Grundes hoch. Auch diese Gesetzmäßigkeiten versucht natürlich unsere Wissenschaft auszuspielen. Seit der Jahrhundertwende sind die

Stimmen nicht mehr verstummt, die auf breitester Basis die Züchtung eines heiteren Temperaments empfohlen haben. Seit HUXLEYS „Neuer Braver Welt" sind solche Manipulierungen in aller Munde. Die Glückspille ist beinahe schon zum Symptom unserer Zeit geworden. Der Mensch will nicht mehr leiden. Die totalitären Staaten sprechen gleicherweise wie die liberale Weltgesundheitsorganisation immer energischer von einer radikalen Abschaffung des Leidens und von einer totalen Ausrottung der Krankheiten.

Wir werden in der Folge aber auch wesentlich genauer zu unterscheiden haben zwischen einer physikalischen und jener biologischen Zeit, in der erst die individuelle Zeitgestalt persönlichen Erlebens und Erleidens ihren Ausdruck findet. Die biographische Methodik der jüngeren Medizin hat uns erst wieder gezeigt, daß im zeitlichen Ablauf alles Entstehens und Vergehens auch aller „Sinn" zu suchen ist, ein Begriff, der von „sinan" kommt, was Weg und Sinn zugleich bedeutet. Die biographische Zeitgestalt bildet insofern jene Brücke zwischen organischer und anorganischer Natur, zwischen Umwelt und Erlebniswelt, auf der Zeitlichkeit und Sinngesetzlichkeit immer nur als eine Einheit zu verstehen sind.

Es wird daher in erster Linie eine ökologisch orientierte Medizin sein, die den verschiedenen Dimensionen, Graden und Phasen von „Zeit" erneut Rechnung trägt. Jede Gestalt, die uns lebendig in der Welt begegnet, ist eine Einheit in der Zeit, repräsentiert das Bleibende im Wechsel, eine bewegte und geprägte Form –, um wie vieles mehr nun die Krankheit mit ihrer pathischen Chronizität und ihrem „Memento mori"! Mit der Zeit wird der Blick stets auf dieses letzte Ziel gerichtet bleiben. Eine bisher nur ätiologisch orientierte Physiologie und Pathologie wird kompensiert durch finale und teleologische Aspekte.

3. Das Phänomen „Schmerz"

In einem Essay „Über den Schmerz" hatte ERNST JÜNGER den Schmerz einen Schlüssel genannt, mit dem man „nicht nur das Innerste, sondern zugleich die Welt erschließt". An einem solchen Phänomen kann nun auch eine Disziplin, die sich den Logos von Pathos zum Gegenstand gemacht hat, nicht vorübergehen. Hinzu kommt der Tatbestand, daß in einem Zeitalter wachsender Zivilisationskrankheiten auch der Bedarf an schmerzstillenden Mitteln stetig zugenommen hat, ein beunruhigender Sachverhalt, der von keiner medizinischen Disziplin übersehen werden sollte.

Nun ist unter allen Berufen unserer Welt der Arzt am ehesten gewohnt, gegen den Schmerz zu kämpfen und das Leiden zu lindern. Die Anästhesie ist heute ein umfassendes Spezialfach geworden, das sich eigene Lehrstühle erkämpfen konnte. Dabei wissen die Ärzte nicht einmal so recht, ob sie mit solcher Ausschaltung des Schmerzes an sich überhaupt dem Menschen etwas Gutes getan haben. Der produktive Mensch hat immer etwas aus seinem Schmerz zu machen gewußt, wofür wiederum die Kulturgeschichte Zeugnisse in Hülle und Fülle bietet.

Vor allem das Christentum hat als eine Kultur des Leidens, eine Verehrung des Leidenden, ganze Jahrhunderte prägen können. Am Ausgang des Mittelalters ist ANGELUS SILESIUS so weit gegangen, daß er das Leiden ein Roß nennt, das uns am schnellsten zur Vollkommenheit trägt. Und auch der Antichrist NIETZSCHE hat gemeint, daß es geradezu die Rangordnung eines Menschen bestimme, wie tief er zu leiden vermöge. Der Schmerz adelt. Die Krankheit zwingt uns zur Vernunft, zum Nachdenken über die Vernunft, und gibt uns so den existentiellen Tiefgang. Das tiefe Leid macht vornehm und gibt humane Würde. Ja, der Schmerz ist für NIETZSCHE erst der letzte Befreier des Geistes. Man hat den Menschen, den „Nein-Sager" (SCHELER), geradezu definieren können als ein Wesen, das zu seinem Leiden „Ja" sagen kann, zu seinem Schmerz, gegen den sich alle anderen Lebewesen instinktiv zur Wehr setzen.

Der Schmerz kann somit als ein Leitsymptom für die pathologische Grundverfassung des Menschen gelten. Mit ihm verbunden sind analoge pathische Zustände wie Angst, Scham, Schrecken –, alles biologische Einstellungen auch, die Gefahr oder Schaden, aber auch Wege zur Abwendung signalisieren. MAX SCHELER hat daher angesichts der humanen Grundbefindlichkeiten der Angst und der Scham von einem „Vorfühlen von Gefahren" gesprochen.

In einem Kommentar zu PLATONS Timaios schreibt HISDORUS SCHOLASTICUS dem HERAKLIT ein Gleichnis zu, das uns für die Deutung des Schmerzes von größter Bedeutung werden könnte. Es heißt dort nämlich: „Wie die Spinne in der Mitte ihres Netzes sitzend fühlt, sobald eine Fliege einen Faden ihres Netzes zerstört und darum schnell dorthin eilt, gleichsam im Schmerz über die Zerreißung des Fadens, so eilt auch die Seele des Menschen bei der Beeinträchtigung irgendeiner Körperfunktion rasch dorthin, gewissermaßen unzufrieden mit diesem leiblichen Schaden, zumal sie ihrem Leibe so fest und angemessen verbunden ist."

Auf der anderen Seite werden wir aber auch den Zweifel nicht los, ob dieser Schmerz wirklich notwendig oder gar sinnvoll sein soll. Die Geschichte der Schmerzbekämpfung ist auch von dieser Sicht her eines der dramatischsten Kapitel in der Geschichte der Medizin. „Ob Schmerz wohl gut sei?", hat RILKE in seinen leidenden letzten Jahren einmal gefragt, und wer wollte darauf mit einem klaren Ja oder Nein antworten! In einem Brief an eine Freundin schreibt der an akuter Leukämie erkrankte Dichter: „Das Schwerste, das Langwierigste: das ist zu entsagen: ‚der Kranke' zu werden. Der kranke Hund ist noch Hund, immer. Sind wir noch wir, wenn die unsinnigen Leiden einen gewissen Grad erreicht haben? Man muß ‚der Kranke' werden, muß dieses absurde métier lernen unter den Augen der Ärzte. Das ist eine langwierige Sache. Und ich werde nie geschickt genug sein, um davon zu profitieren. In dieser Sache verliere ich".

Es scheint uns Ärzten in keiner Weise gegeben, über Gewinn oder Verlust, Profit oder Defizit in diesem Sinne zu entscheiden. Hier zeigt sich uns wiederum die Grenze der Kunst, zeigt sich ihr Maß, das in der Mitte liegt, zeigt sich die Aufgabe, die nichts weiter kann, als die Not zu wenden.

RAINER MARIA RILKE aber, der uns dazu aufgefordert hat, den Tod wie ein lebendiges Kunstwerk zu gestalten, der darum betete, Gott möge einen jeden seinen eigenen Tod schenken, dieser RILKE hat wenige Tage vor dem Tod seinen Arzt angefleht: „Nicht wahr, Sie halten alles fern", und wieder: „Nicht wahr, Sie sagen mir nicht, wie es mir geht!" Es ist nicht viel Staat zu machen mit einem heroischen Sterben; das erlebt der Arzt alle Tage. Und so schrieb der sterbende RILKE noch seinem Freund RUDOLF KASSNER über den Tod: „Und ich, der ich ihm nie recht ins Gesicht sehen möchte, lerne, mich mit dem inkommensurablen Schmerz einzurichten, lern es schwer unter hundert Auflehnungen, und so trüb erstaunt".

So trüb erstaunt tritt der Mensch – und mitunter auch noch der Arzt – seine Sysiphos-Arbeit mit dem Leiden an. Wie Sysiphos verurteilt war, einen Stein zu Berge zu tragen, der immer wieder herunterrollte, so reiben wir uns auf in einem nutzlosen Kampf, bei dem wir doch unterliegen. ALBERT CAMUS hat aus diesem tragischen Existenzmodus die Apotheose des Absurden gemacht, wenn er behauptet: „Man muß sich vorstellen, daß Sysiphos glücklich war"! Auch das ist Pathos, pathische Existenz!

An dieser Stelle wird noch einmal deutlich, wie sehr uns die Pathologie als eine Lehre vom Leiden immer wieder auch zur Psychologie und zum Philosophieren verführen möchte. Geradezu verhängnisvoll konnte dies für eine wissenschaftliche Betrachtung werden, wenn wir das Wort „pathos" seinem eigentlichen Wortsinne nach verstehen sollten und es im Sinne des Pathetischen deuten würden. VIKTOR VON WEIZSÄCKER ist soweit gegangen, eines seiner letzten Werke mit dem Titel „Pathosophie" zu versehen, was durchaus in der Analogie zur Philosophie gemeint war, um den Menschen als „homo patiens" zur Grundlage allen Denkens und Handelns zu nehmen, woraus wiederum weittragende Konsequenzen gezogen worden sind.

In seinem Sammelband „Arzt und Kranker" (1927) glaubte VIKTOR VON WEIZSÄCKER feststellen zu müssen: „Es ist eine erstaunliche, aber nicht zu leugnende Tatsache, daß die gegenwärtige Medizin eine eigene Lehre vom kranken Menschen nicht besitzt. Sie lehrt Erscheinungen des Krankseins, Unterscheidung von Ursachen, Folgen, Heilmitteln der Krankheiten, aber sie lehrt nicht den kranken Menschen." Eine Medizin aber, die sich dem kranken Menschen zuwende, müsse den werdenden Arzt erst einmal die „Hinwendung zum Akt des Schmerzes" lehren. „Das ist eigentlich der Sinn der Berufswahl zum Arzt, daß man sich dem Schmerz zuwendet." Daraus holt WEIZSÄCKER letzten Endes die Kriterien für seine anthropologisch orientierte Pathologie. „Ist ein Arzt also ein zu den Schmerzen sich Hinwendender, dann ist seine Ordnung die Ordnung der Schmerzen und nicht die Ordnung der Größen oder der Werte." WEIZSÄCKER wollte zu einer Ontologie des leidenden Menschen kommen, indem er der ontischen Existenz eine pathische gegegnüberstellte, eine Existenz, die nirgendwo sagen wird: „Ich bin", sondern weitaus realer: „Ich will" oder „Ich kann, muß, darf, soll" oder auch „Ich will nicht". Dieses Pathische ist selbstverständlich nur personal denkbar, es trägt immer einen persönlich und damit subjektgebundenen Charakter.

Dieses Subjekt aber hat wiederum WEIZSÄCKER gerade in die Pathologie einführen wollen. Er hat von Monaden als Einheiten eines Krankheitsbegriffes gesprochen, die sich wesentlich vom Naturbegriff der klassischen Medizin unterscheiden müssen, insofern diese Monaden gerade nicht im Raum und nicht in der Zeit zu finden sind. Sie sind nicht zählbar und nicht meßbar, sie teilen sich nicht und vertreten nicht einander. Aber sie sind durchaus wirksam, als pathische, als „antilogische" Subjektivitäten. In diesen pathischen Grund der Lebenserscheinungen wird die Intelligenz der Naturwissenschaft, so glaubt VIKTOR VON WEIZSÄCKER, nicht hineinsteigen können.

Im Wandel dieser Struktur der Pathologie hat der Pathologe WILHELM DOERR einen durchaus möglichen Hintergrund für die neue und kommende Medizin gesehen. Auch er glaubt mit KREHL, daß die Fortentwicklung des medizinischen Weltbildes in dem Eintritt der Persönlichkeit des Kranken als Forschungsobjekt und als Wertobjekt begründet liege. Dies aber bedeutet – nach den Worten von DOERR (1966) – „nichts Geringeres als die Wiedereinsetzung der Geisteswissenschaften als zweite, neben den Naturwissenschaften gleichberechtigte tragende Säule der wissenschaftlichen Heilkunde."

Eine Theoretische Pathologie wird in Zukunft vor diesen Konsequenzen nicht zurückschrecken dürfen. Neben die naturwissenschaftlichen Grundlagen werden die

Bildungselemente der Geisteswissenschaften treten müssen. Es wird dadurch nicht nur möglich sein, die notwendigen komplementären Züge in das Medizinstudium zu tragen, sondern es könnte auch frühzeitig schon die Brücke zwischen einer vorklinischen und klinischen Medizin geschlagen werden. Die Phänomene des normalen Lebens würden dann von Anfang an und in der ganzen geistigen Bedeutung und Breite am Beispiel der pathologischen Vorgänge erläutert werden. Damit aber steht die Pathologische Anatomie wieder im Zentrum jeder Ausbildung zum Arzte, und sie wird als Theoretische Pathologie zum Eckpfeiler einer jeden Theorie der Heilkunde werden.

4. Grenzphänomen „Tod"

Der Tod galt zu allen Zeiten als das Grenzphänomen, als die „ultima linea rerum". Am Ende des zeitlich befristeten Lebens erwartet uns alle der Tod. Jeder weiß, daß sein Tod bevorsteht, aber niemand hat ihn erfahren.

Dieser Tod – in seiner Ungewißheit und mit seinem Wagnis – war einmal das zentrale Thema der Heilkunde. Im Arzt sah man nicht nur den Zeugen der Szenen des Lebens, sondern auch den repräsentativen Zeugen des Sterbens. Gleichwohl tritt erst im Herbst des Mittelalters der Tod mit seinem vollen Pathos auf die Bühne der Welt, als der Ritter Tod, der Schnitter Tod, der Jäger und Spielmann, der Tänzer in Totentanz, als der apokalyptische Reiter, das Skelett mit der Sense, die Megäre mit Fledermausflügel, das Gespenst der Friedhöfe. Aus der Lebenskunst wird jetzt eine Todeskunst (ars moriendi) mit ihrer barocken Stilistik des Sterbens.

In unserem ökonomischen Zeitalter, dessen Prototyp auch die naturwissenschaftliche Medizin ist, mußte der Tod schrumpfen zu einem „exitus letalis", während Exitus im Mittelalter noch die Geburt meinte, den Ausgang aus dem dunklen Mutterschoß in die lichte Welt des Lebens. Das griechische „ex odus" meint darüber hinaus noch das „telos", jenes Lebensziel, das einer lebenslänglich (enteleologisch) in sich trägt. Unsere Sprache ist hier sehr verräterisch: Da spricht man vom Ableben, vom Hinscheiden, vom letzten Atemzug des Verblichenen, wissenschaftlich: vom irreversiblen Total-Koma. Der Tod ist die totale Amputation geworden!

Die Situation ist mehr als paradox: Wir haben die Sprache über das Sterben verloren, obschon keiner Zeit mehr Informationen darüber zur Verfügung standen. Um so üppiger wuchern die Surrogate: Beerdigungsinstitute mit Leichenkosmetik und einem Gräberkult, der aus jedem Familiengrab ein Schrebergärtchen machen möchte. Alles das weit da draußen (entfremdet, sagt man heute); man stirbt nicht mehr im eigenen Wohnzimmer, sondern in fremden Badezimmern. Kranke, Sterbende, Tote sind kaum noch Glieder der Gesellschaft, und der soziale Tod könnte bald schon zum Kriterium eines lebensunwerten Lebens werden.

Mit Recht hat PARACELSUS alle Krankheiten als „anteambulationes mortis" aufgefaßt. Eine umfassende Thanatologie war daher für ihn noch ein legitimer Gegenstand der Pathologie.

Der Tod bleibt auch in Zukunft das Kriterium aller Heilkunst, so sehr auch die Gesellschaft von heute den Tod tabuiert und verdrängt. Eine Sozietät, die sich in allen ihren Formen den Gesetzlichkeiten der Ökonomik unterworfen hat, wird auch in Zukunft versuchen, die Tabuisierung des Todes zu betreiben, was wiederum mit einem zunehmenden Verlust der Identität des Menschen mit sich selber erkauft werden muß.

Die Thanatologie – Lehre vom Tod wie Praxis des Sterbens – wird daher zu einer Grundwissenschaft der Medizin von morgen werden.

Eine solche empirsch zu begründende, eine wissenschaftliche Thanatologie könnte und müßte wohl auch philosophisch instruiert werden, etwa durch den modernen Existentialismus, dem das abgrundtiefe Wissen eines KIERKEGAARD vorausgeht: „Nicht der Tod, sondern daß ich sterbe, ist eine philosophische Frage". Es ist die Angst im lebenslangen Sterben, die uns aus der Sphäre des Alltags herausreißt, um uns in der „Möglichkeit der Freiheit" zur wahren Existenz zu erheben. Diese Angst, als das „In-der-Welt-sein" als ein „Sein zum Tode", sie ist nach HEIDEGGER das Dasein selbst, als „Freiheit zum Tode". Der Tod ist jetzt wesensmäßig der je meine geworden: „keiner kann dem Anderen sein Sterben abnehmen". Der Tod ist „ein Phänomen des Lebens", eben jene „Weise zu sein, die das Dasein übernimmt, sobald es ist". Der Mensch aber – im Wissen um diesen seinen Tod –, er ist nun nicht mehr der „Platzhalter des Nichts", er ist „der Hüter des Seins" geworden.

Mit dieser modernen Todesphilosophie scheint das abendländische Denken wieder den Anschluß an seine Ursprünge zu finden. Und wenn HEIDEGGER als Anwort auf das Todesproblem nicht ein philosophisches Diktum empfiehlt, sondern eine Möglichkeit des Menschen, sein Leben zu ändern und „eigentlich" zu leben, dann ist dies der gleiche Aufruf zur Eigentlichkeit, den wir aus der pythagoräischen Lebensstilistik kennen, auch aus dem Memento der sokratischen Maieutik, den wir aber auch nicht zuletzt zu hören hätten im christlichen Metanoeite.

Unsere persönliche Haltung zum Tod und zum Sterben könnte somit zu einem Kriterium der Medizin werden, die immer größere technische Errungenschaften aufzuweisen hat, immer stärker aber auch zu einer anonymen und kollektiven Praxis zu werden droht. Um solche Fragen einer „Ars moriendi" – die nicht denkbar wäre ohne die „Ars vivendi" – wirklich beantworten zu können, müßten wir wieder den Umgang mit Sterbenden lernen, um dabei auch selber zu altern, zu reifen, zu leben.

III.

Von ihrer methodischen Seite her kann eine Theoretische Pathologie immer nur als synthetische Disziplin betrieben werden. Darauf hat uns ein noch so kurzer Überblick über die formalen und inhaltlichen Aspekte dieser neuen Disziplin bereits hingewiesen. In ihrer Zielsetzung versteht sie sich als Synopsis. Auf eine solche Synopsis sah sich das medizinische Denken, Wissen und Handeln bereits in seinen klassischen Grundkonzepten hingewiesen, wie sie uns das „Corpus Hippocraticum" überliefert hat. Wir konzentrieren uns auch hier auf einige wenige leitende Linien.

Der Arzt hat sich als Diener der Natur in der griechischen Medizin immer auch als Lehrer der Natur verstanden. Mit einfachen Bildern aus dem Leben der Natur, aus dem Tun der Handwerker, aus dem Planen der Politiker hat HIPPOKRATES nichts anderes sagen wollen, als daß Natur immer nur Kultur will, „physis" den „nomos" braucht, Anlage immer auf Bildung aus ist, „kosmos" nur schön wird durch „paideia", Gesundsein nur in „Mitte und Maß" – der „mesotes" – zu finden ist. Es ist nicht nur das Elementare und Einfache im Denken, es ist mehr noch das darin verborgene einfache Leben, das noch einen GOETHE beim Umgang mit diesen hippokratischen Schriften in höchstes Erstaunen zu versetzen vermochte, weil er gerade in dieser Lebensordnung ein Muster dafür fand, „wie ein Mensch die Welt anschauen und das Gesehne, ohne sich selbst hineinzumischen, überliefern soll". Wir begreifen da draußen, was wir selbst in uns tragen: Wir verstehen uns und damit andere! Wir stehen in einer „Naturverwandschaft" mit allen Dingen, in einer gewissen „connaturalitas", wie dies DIONYSIUS AREOPAGITA oder auch THOMAS VON AQUIN genannt haben.

Als Innovation ist bei dieser synoptischen Disziplin weniger die Neuheit der Gegenstandsfelder als vielmehr die Synthese der Methoden zu werten. Es sind Vertreter sehr heterogener wissenschaftlicher Teilbereiche, die sich nicht nur auf einem neuen Sektor, sondern auch auf einem gehobeneren Plateau zusammenfinden wollen. Das Spektrum dieser Disziplinen findet einen schematischen Niederschlag etwa in folgender Schautafel:

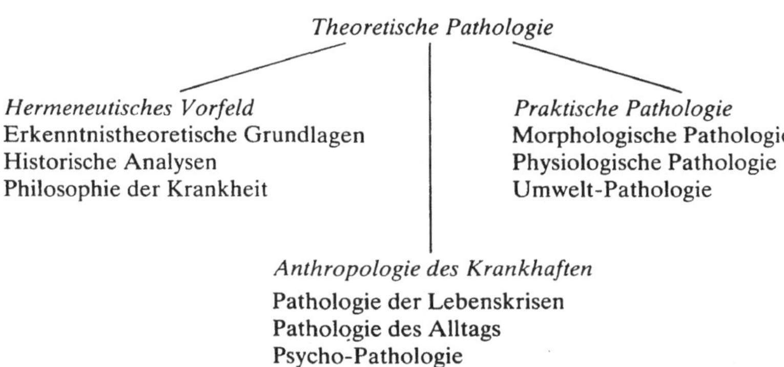

Schema 3

C. Grundzüge einer Theoretischen Pathologie bei NOVALIS (1772–1801)

H. Schipperges

I. Vorbemerkung

Die Allgemeine Pathologie – als eine spezielle Lebenslehre – „beschäftigt sich mit der Auflösung der Probleme der theoretischen Lebenslehre unter den mannigfaltigen Umständen". Im individuellen Organismus tritt dabei zur empirischen jeweils die „philosophische Krankheitslehre". Hieraus erst entsteht das, was Novalis die „Spezielle Historische Pathologie" genannt hat, im einzelnen: eine „Naturgeschichte der Krankheiten", die „Philosophie jeder einzelnen Krankheit", das „kritische Studium jedes Kranken". Aus der „Theoretischen Pathologie" erst ergibt sich somit im „medizinischen Rad" ein Ordnungsschema für die „nosologische Klassifikation".

Soweit in wenigen Worten die Grundzüge einer Theoretischen Pathologie, die unwillkürlich die Frage wachrufen nach dem Autor einer solchen romantischen Krankheitslehre, nach FRIEDRICH FREIHERRN VON HARDENBERG, der sich später NOVALIS nannte. Wir empfinden heute die „romantischen" Fragmente des junge FRIEDRICH VON HARDENBERG – es sind immerhin mehr als fünftausend! – längst nicht mehr als einen monströsen philosophischen Trümmerhaufen; wir sehen in ihnen mehr und mehr die kristallklare geistige Ordnung in vorzüglicher Gliederung. Was uns an diesen Fragmenten vor allem anderen gefesselt hat, das ist die in ihnen eingeborgene geniale Konzeption einer möglichen und kommenden Heilkultur.

Im Hintergrund des gewaltigen Lebenswerkes reift jener Plan zu einer umfassenden Enzyklopädistik, die alle Wissenschaften umgreifen sollte: die Religionslehre wie die Gesellschaftslehre, die Naturwissenschaften und Geschichtswissenschaften, die Menschenlehre schließlich als eine „Diätetik der Menschheit". Zum letzten Male in der abendländischen Geistesgeschichte hatte NOVALIS das „Phänomen aller Phänomene" erkannt, daß nämlich „die Menschheit mit aller Kraft darum ringt, wieder ihr Zentrum zu finden". Beim Ringen um dieses ihr natürliches, um ein geistiges Zentrum aber hat die Heilkunde schon immer ihre dramatische Rolle gespielt, weil nicht zuletzt hier die Bühne zu suchen ist, auf der letztlich solche Versuche gelingen oder mißlingen.

Denkt man an diese „Romantische Medizin", so hat man unwillkürlich nicht nur den leidenden, dahinwelkenden Jüngling NOVALIS vor Augen, sondern auch seine höchst empfindsame, ins Äußerste übersteigerte Lehre vom Leiden und Sterben. Schon 1839 hatte ARNOLD RUGE in dem *einen* NOVALIS die *ganze* Romantik sehen wollen. Hier fand man die „unendlichen Augen, die die Nacht in uns geöffnet" und aus dieser Sicht auch die neue, die romantische Krankenauffassung. „Darum ist ihm die Krankheit lieber, als die Gesundheit, und die Nacht lieber, als der Tag und sein ‚freches Licht'." Daraus der Schluß: „Denn der Gesunde fühlt sich nicht, der Kranke dagegen wird immer auf sich zurückgeworfen und hat eben darin seine Krankheit, daß in der Störung des freien organischen Prozesses nun das Subjekt sich affiziert fühlt, sich in seiner Bewegung gewahr wird und, bei der Hemmung anhaltend, zugleich bei sich anhält".

Kranksein spiegelt – so dürfen wir mit Novalis sagen – die Geheimnisse des Lebens: „Das Wesen der Krankheit ist so dunkel als das Wesen des Lebens" (III, 595)[5].

II. Zur Phänomenologie des Krankhaften

Krankheiten sind ein Urphänomen des Lebendigen, das der Heilkunde als einer „Lebensordnungslehre" und darüber hinaus jeder anthropologischen Besinnung zugrundeliegt. „Krankheiten sind gewiß ein höchst wichtiger Gegenstand der Menschheit, da ihrer so unzählig sind und jeder Mensch so viel mit ihnen zu kämpfen hat. Noch kennen wir nur sehr unvollkommen die Kunst, sie zu benutzen. Wahrscheinlich sind sie der interessanteste Reiz und Stoff unseres Nachdenkens und unserer Tätigkeit. Hier lassen sich gewiß unendliche Früchte ernten, besonders, wie mich dünkt, im intellektuellen Felde, im Gebiete der Moral, Religion und Gott weiß in welchem wunderbaren Gebiete noch". Und dann schließt Novalis seine Betrachtungen mit dem erstaunten Ausruf: „Wie, wenn ich Prophet dieser Kunst werden sollte?" (III, 667).

Kranksein wird damit zu einem fundamentalen Thema im hermeneutischen Vorfeld der Philosophie und aller Wissenschaft gemacht. Kein Phänomen des Lebens, das hier nicht seine geistige Verwurzelung fände, kein Phänomen der Kultur auch, das hier nicht sein Kriterium hätte! „Die Vermehrung von Krankheiten" gilt geradezu als „Zeichen der höheren Kultur" (III, 349).

Was für das Krankgewordensein gilt, das beansprucht nun auch das Phänomen Gesundheit. „Das Ideal einer vollkommenen Gesundheit ist bloß wissenschaftlich interessant. Krankheit gehört zur Individualisierung" (III, 681). Krankheit gehört einfach zur Individualisierung des Menschen! Jeder von uns hat sein eigenes Verhältnis zu Krankgewordensein. Mit unserem Krankwerden ist eine völlig neue und eigenständige Erscheinung in der geistigen Welt offenkundig geworden, ein Urphänomen, das sich zunächst einmal an der erhöhten Sensibilität der leiblichen Organe äußert. „Es ist damit Freiheit, Willkür in die Natur gebracht und damit Sünde, Verstoß gegen den Willen der Natur, die Ursache alles Übels" (III, 657).

Diesem genetischen Prinzip – das weit über die physische Ätiologie hinaus in die metaphysischen Dimensionen der Theodizee reicht – entspricht die Tiefe der subjektiven Empfindung einer solchen anscheinend willkürlichen Beeinträchtigung. „Das Gefühl der Gesundheit, des Wohlbefindens, der Zufriedenheit ist durchaus persönlich, zufällig und hängt nur indirekt von äußern Umständen ab. Daher alles Suchen es nicht hervorbringt" (III, 686). Phasen und Formen unseres Wohlbefindens sind streng an diese Naturgesetzlichkeit gebunden: „Jedes Individuum hat sein bestimmtes Maß – oder Gesundheitsverhältnis". Darunter oder darüber liegen seine Krankheiten, die daher nur als Teilbereich des Lebens zu werten sind. Ein vollkommen gesundes Individuum wäre

---

[5] Zitiert wird durchgehend nach: Novalis: Schriften. Die Werke Friedrich von Hardenbergs. Hrsg. Paul Kluckhohn und Richard Samuel. Bde. I–IV. Stuttgart 1960–1975. Die römische Zahl bezeichnet den Band, die arabische die Seite.

erst dort anzutreffen, wo die „Gesundheitssphäre" auch die „Sphären der Krankheit" mit inbegriffe (III, 307).

Was FRIEDRICH VON HARDENBERG in den Kategorien und Dimensionen einer Theoretischen Pathologie zu finden hofft, das ist – mit einem Satz – „die pathologische Erklärung des menschlichen Zustandes", und noch deutlicher: „unsre Welt – unsre Konstitution – unsre Stimmung" (III, 474). Die Pathologie wird damit zur methodologischen Führungsinstanz der Medizin, die wiederum als heuristische Disziplin par excellence zu dienen hat. Denn: „Wissenschaften sind Folgen der Bedürfnisse – und des Mangels – mithin erste Mittel, denselben abzuhelfen. Suchen wir also den Inbegriff der Mittel zur Erfüllung unsrer Wünsche, so müssen wir zu den Wissenschaften gehn", und unter ihnen in erster Linie zur Heilkunde, und im medizinischen System wiederum zur Krankheitslehre: „Krankheiten zeichnen den Menschen vor den Tieren und Pflanzen aus – zu Leiden ist der Mensch geboren. Je hilfloser, desto empfänglicher für Moral und Religion" (III, 667).

Die Ausbildung und Verbreitung der Heilkunde „bestimmt das Gegengewicht der Last der körperlichen Übel, die uns drücken"; ihr Studium haben wir daher „als den geradesten Weg zum Ziele" anzusehen und einzuschlagen (III, 474).

Damit ist der phänomenologische und methodische Ausgangspunkt gegeben, von dem aus der junge FRIEDRICH VON HARDENBERG mit einer bewunderungswürdigen Folgerichtigkeit weiterschreitet in ein komplettes Kategorialsystem menschlicher Krankheit. Die methodologischen Voraussetzungen hierzu hat NOVALIS selbst angegeben, wenn er – in „Fragmente und Studien 1799–1800" – schreibt: „Ein Phänomen muß notwendig zu andern Phänomenen führen, wie Ein Experiment zu mehreren Experimenten. Die Natur ist ein Ganzes, worin jeder Teil an sich nie ganz verstanden werden kann. Der echte Naturforscher geht von irgend einem Punkte aus und verfolgt seinen Weg Schritt vor Schritt in die Unermeßlichkeit hinein mit sorgfältiger Verknüpfung und Aneinanderreihung der einzelnen Tatsachen" (III, 603).

Die Krankheitslehre (Pathologie) erscheint in den Fragmenten des NOVALIS zunächst in ganz verschiedenen Kategorien: als „gemeine" und als „höhere" Krankheitslehre, als „reine" oder als „angewandte" Krankheitslehre. Wir gehen diesem vielfältig verschlungenen Kategorialsystem in der NOVALISschen Terminologie nach und versuchen zu zeigen:

1. Struktur und Funktion einer Allgemeinen Pathologie,
2. die Aufgaben einer Speziellen Historischen Pathologie und
3. die ethischen Dimensionen einer Theoretischen Pathologie.

III. Dimensionen einer Theoretischen Pathologie

Die Heil-Kunde als Ganzes gliedert sich bei NOVALIS in eine Lebens-Theorie und in die Lebens-Praxis. Die „Theoretische Lebenslehre" geht aus von der „Erregungstheorie" des Lebendigen und konzentriert sich auf die Bereiche der Physiologie. Die „Spezielle Lebenslehre", die auch als praktischer Teil der Allgemeinen Lebenslehre umschrieben wird, umfaßt drei Bereiche: 1. die Lehre von der Auflösung der Probleme der Theoretischen Lebenslehre (Physiologie); 2. die Lehre von den speziellen Krankheiten (Nosologie); 3. die Lehre von der Kur (Therapeutik).

Aus diesem theoretischen Aufriß werden sogleich praktische wissenschaftspolitische Konsequenzen gezogen: „Die Lebenslehre ist gleichsam die physiologische Politik. Sie zerfällt in organische Architektonik und organische Technik" (III, 324). Mit beiden Bereichen, einer organischen Architektonik und der organischen Technik, befaßt sich in erster Linie die Physiologie; sie wird darüber hinaus sofort aber auch Gegenstand einer Theoretischen Pathologie.

An dieser Stelle dürfte es angebracht sein, aus dem Denken und mit den Worten unseres Autors ein paar Gedanken zum Grundverhältnis von „Theorica et practica" zu vermitteln, das dem Novalis noch aus der Tradition geläufig war und das in seiner Wissenschaftsklassifikation eine so entscheidende Rolle spielen sollte.

Der Ausgangsgedanke entstammt einem Analogon zur Politik. „Unvollkommene Medizin ist, wie unvollkommene Politik, mit unvollkommenen, wirklichen, gegenwärtigen Zuständen notwendig verbunden (Streit zwischen Praxis und Theorie)" (III, 317). Hier ist der Konflikt angedeutet, aber auch bereits das fundamentale Mißverständnis deutlich gesehen, das allem Streit um „das Theoretische" innewohnt, während beide Aspekte immer nur ein Ganzes meinen: „Die Theorie der Theorie ist eins mit der Theorie der Praxis." Mit anderen Worten: „Die Vollendung der Theorie schließt die Praxis in die Theorie ein".

Mit diesem Axiom will Novalis sich freilich nicht beruhigen; der Konfliktstoff wird noch einmal aufgenommen: „Der wichtige Streit zwischen Theorie und Praxis ward auf der einen Seite durch die unvollständige Theorie, da doch der Praktiker mit der vollständigen Natur zu tun hat, und auf der andern Seite durch den Mangel an Nachdenken und Einsichten der Praktiker veranlaßt". Aus der Einsicht erfolgt sogleich die Konsequenz mit der Forderung an alle Disziplinen: „Die Praxis soll theoretischer werden".

Wie aber könnte Praxis theoretischer werden? „Wenn die Theorie auf die Erfahrung warten sollte, so käme sie nie zustande" (II, 542). Wir müssen daher zunächst von der Theorie ausgehen, was wir um so beruhigter dürfen, als in einer vollständigen Theorie auch schon die „vollständige Theorie des Praktizismus" enthalten ist. „Ohne die Praxis ist die Theorie, ohne die Theorie die Praxis unvollendet". Es ist immer nur eine „halbe" Theorie, die von der Praxis wegführt, während die „ganze" Theorie gerade wiederum der Praxis zugewandt ist, und dies so sehr, daß Novalis behaupten kann: „Es ist kein wahrer Unterschied zwischen Theorie und Praxis".

Der Praktiker verwirft gleichwohl in der Regel die bloße Theorie, ohne zu ahnen, wie problematisch die Beantwortung der Frage sein dürfte: „ob die Theorie für die Anwendung oder die Anwendung um der Theorie willen sei?" (II, 415). Wir müssen diese Fragestellung offen lassen, dürfen sie aber auch einer Besinnung um die „Theoretische Pathologie" anheimstellen, der unser Autor so viel geistige Energie und leidenschaftliche Aufmerksamkeit gewidmet hat. Wir sollten aber doch die Position des Novalis schon andeuten, die er markiert hat mit seinem Satz: „Der Künstler ist die Synthese des Theoretikers und Praktikers" (II, 345), der Künstler – und wie sehr erst der Heilkünstler!

Dieser prinzipielle Ausgangspunkt von einer Theorie der Medizin ist von der Wissenschaftsgeschichte viel zu wenig beachtet worden, und doch bietet gerade er das entscheidende Moment für die therapeutische Praxis. Alle Phänomene um den gesunden und kranken Menschen werden aus der theoretischen Einstellung heraus nicht nur neu gesehen, sie werden durch die damit verbundene dialogische Haltung auch immer wieder neu herausgefordert, gestellt und zum Gegenstand gemacht. Sie werden als Problem empfunden und gefaßt, um in ihrer Fragwürdigkeit integriert zu werden in das Ganze der Heilkunde. Damit sind wir an einem Kernthema jener Theoretischen Pathologie angelangt, die wir nunmehr in ihren verschiedenen Dimensionen aufzubauen versuchen.

1. *Struktur und Funktion der Allgemeinen Pathologie*

Die Allgemeine Pathologie als eine spezielle Lebenslehre „beschäftigt sich mit der Auflösung der Probleme der theoretischen Lebenslehre unter den mannigfaltigen Umständen" und Lebenskrisen. Sie beschäftigt sich nicht nur mit der Natur und dem Prozeß des Abnormen; sie beschreibt auch die Möglichkeiten der Abweichungen, der Mißstimmungen, die Situation der Grenzlagen, der individuellen Befindlichkeit, wie sie auch die Übereinstimmung im Indifferenzstadium zwischen den Lebenspolen zu ihrem eigensten Gegenstand machen sollte, und damit das Prinzip der Polarität als solcher.

„Polarität" wird hier verstanden als Realisierungsprinzip eines neuen, synthetisch homogenen Ganzen, das freilich erst aus seinen heterogenen Elementen wissenschaftlich erkannt und gedeutet werden kann. Der Begriff der Polarität bildet insofern ein Schlüsselmodell in der Pathologie, als sich an ihm nicht nur das Krankheitsverständnis erläutern läßt, sondern unmittelbar auch die Übergänge vom Krankheitszustand auf den Heilungsvorgang hin ergeben. Für seine nosologische Klassifikation nimmt NOVALIS nicht von ungefähr das Bild von den „Querspeichen im medizinischen Rad", das seinen Nord- und Südpol habe.

Polarität bedeutet zunächst einmal die Zersetzung eines Grades in seine Elemente. Qualität und Quantität treten auseinander: negativ steht gegen positiv. Die Krankheit etwa wird angesehen als „eine Abnahme von Oxydabilität und mithin eine verminderte Oxydation", die dann ausführlich als Lichtbindung, als negative Elektrisierung, als Demagnetisation beschrieben wird. Was daraus resultiert, ist jedesmal ein Mangelzustand. „Polarität ist eine Unvollkommenheit – es soll keine Polarität einst sein. Sie tritt ins System ein, eh' es vollkommen ist". Sie bekommt dadurch eine „transitorische" Funktion, einem Übergangscharakter; Polarität ist das Mittel zu einem Zweck, die Sprungfeder in diesem „antinomischen Zusammenhang". Sie ist die „Erscheinung der spezifizierenden Kraft". Bei der Polarität ist demnach alles das getrennt, was eigentlich zusammengehört, wobei es Grade der Spezifikation wie auch des Gemeinschaftlichen gibt.

Die Polarität wird alsdann am Beispiel der Lichttheorie ausführlicher exemplifiziert. Dem Licht entspricht Freiheit, der Sonne Gott, der Physik die Metaphysik, dem Körper die Seele, der Natur die Weltseele usw. „Licht ist wie Leben . . ., ein nur im Zusammentreffen gehöriger Bedingungen sich Offenbarendes", eine synthetische Komplexifikation. „Leben ist vielleicht nichts anderes als das Resultat dieser Vereinigung (i.e. Körper-Seele), die Aktion dieser Beziehung".

Aus diesen Analogien zur Physik wie zur Metaphysik werden nun sogleich und sehr energisch die anthropologischen Konsequenzen gezogen: „Der Mensch ist diejenige Substanz, die die ganze Natur unendlich bricht, i.e. polarisiert –". Er allein, der Mensch, vermag sich persönlich zur Natur einzustellen und sich ihr gegenüber personal zu verhalten. Er ist das Kristallisationszentrum der Natur, ein „Kosmometer", der „Kosmos Anthropos".

Damit ist nunmehr jenes unermeßliche Beobachtungsfeld des gesunden wie kranken Menschen vorgezeichnet, das Novalis als „Medizinische Symptomatik" bezeichnet hat, ein ganz wichtiges Forschungsgebiet, aus dem nun immer neues Licht auch auf eine Allgemeine Pathologie fließt. Was aber versteht ein Naturforscher und Arzt unter dieser „Lehre von den Bedeutungen", die auch die „reale Symptomatik" oder die „angewandte Symptomatik" genannt wird? Wie soll und kann man an die Fülle „sehr genauer und systematischer Beobachtungen" kommen, die allein „Beruf und Titel" einer solchen Medizinischen Symptomatik rechtfertigen würde?

Auch hierzu gibt Novalis selbst schon die Voraussetzungen und die Kriterien, wenn er fordert: „Man beobachte nur fleißig und mit reduzierendem Nachdenken die äußern Veränderungen bei innern Veränderungen und umgekehrt, und ich bin gewiß, man wird auf echte, stete Relationsverhältnisse und Gesetze stoßen" (III, 141).

Eine „Medizinische Symptomatik" diesen Ranges wird vor allem dann schnelle Fortschritte machen, „wenn man erst geläuterte Kenntnisse des Lebensprozesses – der Form- und Stoffveränderungen im tierischen gesunden und kranken Körper – haben wird. An einzelnen Beobachtungen fehlts nicht". Was die einzelnen Beobachtungen rascher ins System heben könnte, wäre etwa die Heranziehung einer „chymischen Symptomatik", wie wir sie dank der Verbesserungen einer chemischen Theorie kennen; weiter heranzuziehen wären die „physikalischen Zeichenlehren" und darüber hinaus eine „Zeichenlehre der äußeren Kennzeichen", eine phänomenologische Signaturenlehre oder Physiognostik, kurzum: eine „vollständige physikalische Phänomenologie" (III, 141).

Damit sind nicht nur die Strukturen einer Allgemeinen Pathologie vorgezeichnet, sondern auch deren Aufgaben in einer generellen Biologie und Anthropologie, und in dieser wiederum der Aufriß einer höchst originellen Pathologischen Physiologie.

a) Aufriß einer Pathologischen Physiologie

Wie haben wir im enzyklopädistischen System des jungen Freiherrn Friedrich von Hardenberg die Physiologie, die Lehre vom gesunden Leben, zu verstehen, und warum bedient er sich gerade hier des erläuternden Epitheton „pathologisch"? Eine Physiologie im reinsten Sinne des Wortes ist für Novalis nur theoretisch interessant. Krankheiten gehören zur Konkretisierung menschlicher Existenz. Der Mensch als Ganzes ist nur zu begreifen in seiner „natura pathologica", was wiederum bedeutet: „die pathologische Erklärung des menschlichen Zustandes – unsre Welt – unsre Konstitution – unsre Stimmung, Reizbarkeit und Sensibilität" (III, 474).

Mit den Grundbegriffen „Sensibilität" und „Reizbarkeit" sind wir auf das pathophysiologische System Albrecht von Hallers verwiesen, das zur Zeit Friedrich von Hardenbergs durch John Brown (1735–1758) modisch modifiziert worden war. Aus den erst neuerdings vollzählig vorliegenden „Fragmenten und Studien 1799–1800" geht eindeutig hervor, daß Novalis sich sehr gründlich und höchst kritisch mit dem medizinischen System von Brown auseinandergesetzt hat. Unter der Überschrift „Einige Sätze des Brownischen Systems" werden zahlreiche Notizen gesammelt, die gleichsam

„eine Art von medizinischem Begleittext zu den Tagebuchaufzeichnungen von Ende Juli 1800" darstellen (III, 550).

NOVALIS vertritt den interessanten Standpunkt, daß sich die BROWNsche Erregungstheorie nicht direkt auf Krankheit oder Gesundheit bezieht, sondern „auf Lebensfunktion" überhaupt. Entscheidend ist dabei „der Charakter der Erregbarkeit", der dann nur noch in Physiologie und Pathologie nach Phasen und Graden klassifiziert sein will. Hierzu allein dienen jene berühmten Faktoren der Erregung, die JOHN BROWN „Sthenie" und „Asthenie" genannt hatte und deren sich zunächst auch NOVALIS bediente. So heißt es etwa in seinen „Sätzen des Brownischen Systems": „Sthenie ist Entzündung. Asthenie – Paralyse. Aller Entzündung folgt indirekte Asthenie sowie aller Asthenie indirekte Sthenie. Reiz ist vermehrtes Dasein – Erhöhung und Vermehrung der sinnlich unterscheidbaren Wirksamkeit" (III, 656).

An dieser Stelle wird besonders deutlich, wie rein sachlich rezipierte Notizen sogleich kreativ assimiliert werden, um in einem ideellen Sprung dann ins Unendliche stilisiert – nach NOVALIS: „poetisiert" – zu werden. Krankheiten erhalten hier erst eine durchaus sinnvolle Struktur, die allerdings erst analysiert werden muß, ehe man sie der Therapie dienstbar macht. Neben der theoretischen Betrachtung ist daher notwendig eine „kritische Ordnung der unzähligen Krankheitsbeobachtungen nach einfachen physischen Grundsätzen" (III, 656). Gefordert wird damit eine Systematik der Krankheiten auf physiologischer Basis und aus natürlichen Prinzipien, denen wir im nächsten Abschnitt ausführlicher nachgehen wollen.

Einer solchen „naturphilosophisch" unterbauten und „romantisch" stilisierten Allgemeinen Krankheitssystematik würden wir freilich nicht gerecht, wenn wir nicht noch einige Eingrenzungen und Ausweitungen vornehmen würden, die hier wiederum nur angedeutet sind, um später architektonisch gegliedert zu werden.

Die erste Modifikation betrifft den subjektiven Charakter allgemeiner Befindlichkeit. „Das unkritische Sichfürgesundhalten sowie das unkritische Sichfürkrankhalten – beides ist Fehler – und Krankheit" (III, 359). In Wahrheit nämlich befindet sich der normale Mensch im Zwischenfeld jenes „neutrum", das die alten Ärzte – zwischen dem Bereich der „sanitas" und den Feldern der „aegritudo" – als „neutralitas" klassifiziert hatten.

Eine weitere Modifikation betrifft den ökologischen und psychosozialen Kontext einer Allgemeinen Krankheitslehre. So wenig die Seele vom Körper getrennt werden kann, so wenig der Körper von der Welt. Wie man von einer Leib-Seele-Einheit spricht, so müßte man auch von einer Leib-Umwelt-Einheit sprechen. „Die Luft ist so gut Organ des Menschen wie das Blut". Des Menschen Leiblichkeit in der Welt hat gewissermaßen verschiedene Zonen, Schalen, Dimensionen: „Sein Leib ist die nächste, was ihn zunächst umgibt; die zweite seine Stadt und Provinz die dritte ". Und so geht es fort „bis zur Sonne und ihrem System". Der „innigsten Zone" des Lebendigen, unserem eigenen Ich, steht somit unmittelbar „die Welt entgegen" (III, 370).

Der Leib ist daher nicht nur zentraler Punkt der atmosphärischen Welt; er ist auch das Symbol der Welt.

Der menschliche Leib ist unter dieser kosmischen Perspektive zum Organ eines universellen Kontaktes geworden; er wird zum „Nervenknoten" der Natur. Die Medizin aber – als eine Theorie der Leiblichkeit und als die Praxis der Lebenskunst – gewinnt damit ebenfalls einen universellen Aspekt. Aus dieser Perspektive heraus aber kann und muß man nun auch eine „medizinische Ansicht der Welt" im ganzen gewinnen; von hier aus lassen sich alle Naturwissenschaften „symbolisch" behandeln, gewinnt selbst die „Ansicht der alten Arzneikunde" einen besonderen, ihren „dichterischen Wert" (III, 646).

Ein drittes Mal wird das pathologische Konzept modifiziert durch einen psychologisch-ethischen Aspekt. Krankheit als ein Mangel an Sein ist auf Erneuerung aus und unterliegt allein darin schon einer revolutionären Bewegung, die im Grunde der menschlichen Seele unbewußt empfunden wird, um mehr oder weniger bewußt auf Selbstverwirklichung zu drängen. „In der Seele findet wahrscheinlich auch eine Art von Irritabilität und Sensibilität statt. Daher auch mehr oder minder Disposition zur Krankheit. Die Sittlichkeit, die kämpfende Art, die Energie des intellektuellen Wesens und Religiösität werden dem Kränklichen unentbehrlich, aber auch wohltätiger als irgendeinem andern. Was entspricht wohl dem Glauben und der sittlichen Energie im Körperlichen"? (III, 662)

Aller Mangel drängt nach Bildung und Vollendung, wobei gerade der Arzt am krankhaften Sujet die bildenden Punkte in den Blick und in den Griff, in die behandelnde Hand, bekommt. Unter der Überschrift „Pathologische Physiologie" finden wir die erstaunliche Notiz: „Ein absoluter Trieb nach Vollendung und Vollständigkeit ist Krankheit, sobald er sich zerstörend und abgeneigt gegen das Unvollendete, Unvollständige zeigt" (III, 384).

Jede dieser so charakteritischen, immer als ein Mangel – ein „modus deficiens" – erscheinenden Einzelstörungen hat der Arzt nun innerhalb des Gesamtorganismus zu studieren; er soll ihre Ähnlichkeiten vergleichen, ihre verschiedenen Mischungen unterscheiden, ihre Komplikationen beachten. „Alle Krankheiten sind zusammengesetzt aus Krankheiten. Der ganze Körper erkrankt, wenn einzelne Organe erkranken" (III, 444). Betroffen in jedem Beschwerdeprofil ist immer das gesamte existentielle Ensemble. „Jede wahre Krankheit", sagt Novalis, ist eine Art Fieber, ist „gebrochne Gesundheit". Er vergleicht dieses Gebrochensein und solche Gebrechlichkeit mit der Gebrochenheit in der Farbenlehre und versucht dabei, im bunten pathologischen Spektrum den „Wechsel eines positiven und negativen Gesundheitszustandes" (III, 403) genauer zu markieren.

Damit sind wir wieder auf eine anthropologische Grundkonzeption zurückverwiesen, die alles Krankwerden und alles Kranksein, die organische Korruptibilität überhaupt, im Horizont der Zeit erleben läßt, im historischen Werden und Verfallen. Wir sind damit auf ein scholastisches Grundaxiom gestoßen, das Petrus Hispanus (gest. 1277) formuliert hatte als „tempus est causa corruptionis", was Paracelsus wiederum übersetzte mit: „Die Zeit ursachet die Fäule". Das kranke Leben reißt uns erst den Horizont der Zeit auf: unser Sein in der Zeit, das sich selbst vorweg ist zum Ende, das sich von daher aber zu sorgen weiß um das Heile.

b) Zur „Naturgeschichte der Krankheiten"

Mit dem Phänomen eines sich im Zeitverlauf modifizierenden Naturgeschehens ist ein thematischer Grundakkord gesetzt, den Novalis unter dem Stichwort „Naturgeschichte der Krankheiten" auf eine erstaunliche Weise zu modulieren verstanden hat. „Natur" ist hier alles andere als ein starres morphologisches Schaugerüst, Natur ist eher ein ungemein dramatischer Prozeß.

Die Natur bleibt wohl immer, so weit man auch in ihr kommt, „eine furchtbare Mühle des Todes" –: „überall ungeheurer Umschwung, unauflösliche Wirbelkette, ein Reich der Gefräßigkeit, des tollsten Übermuts, eine unglücksschwangere Unermeßlichkeit". Gerade diese Auflösung des Göttlichen in die unbändigen Kräfte, gerade dies soll „der Geist der Natur" sein? So die erstaunte Ausgangsfrage in den „Lehrlingen zu Sais"! „Die Natur ist ein Ganzes, worin jeder Teil an sich nie ganz verstanden werden kann. Der echte Naturforscher geht von irgendeinem Punkte aus und verfolgt seinen Weg Schritt vor Schritt in die Unermeßlichkeit hinein mit sorgfältiger Verknüpfung und Aneinanderreihung der einzelnen Tatsachen" (III, 603). Die Geschichte unserer Krankheiten bildet nun ein besonders faszinierendes Kapitel in diesem naturhaft vorgezeichneten Lebensroman. „Jeder Mensch hat eigne Krankheiten – eigene Gänge, Erscheinungen und Komplikationen der Krankheiten" (III, 267). Jede Krankheit setzt daher auch ihre unverwechselbare Spur auf dem Gang ungemein reichhaltiger Lebenserscheinungen. Selbst „die empfindsamen Romane" seiner Epoche möchte NOVALIS daher als ein heuristisches Modell mit „ins medizinische Fach" nehmen und zu den Krankheitsgeschichten zählen (III, 563) –: als unerreichbare Muster einer jeden wahren Biographie und wahrhaften Pathographie.

„Die meisten Krankheiten scheinen so individuell zu sein wie der Mensch, oder eine Blume oder ein Tier. Krätze, Pocken etc. wird keine Kunst nachahmen können. Viele scheinen mir aber durch die Kunst erregbar zu sein. Alle wahren Krankheiten sind erblich oder epidemisch oder kürzer organisch – nur durch Erzeugung und Fortpflanzung entstehbar. Daher ist ihre Naturgeschichte, ihre Verwandtschaften (woraus die Komplikationen entstehn), ihre Vergleichung so interessant". Man muß daher diese Verwandtschaften und Feindschaften samt ihrer Wohnsitze kennenlernen, „um sie durch einander selbst zerstören zu lernen" (III, 615).

Daher fordert NOVALIS eine neuartige „spezielle historische Pathologie" (III, 351), und er verlangt ein besonders „kritisches Studium jedes Kranken" (III, 353) Beim kritischen Studium der Pathographie erst wird man das anthropologische Moment im Kranksein gewahr. „Krankheiten zeichnen den Menschen vor den Tieren und Pflanzen aus – zu Leiden ist der Mensch geboren". Aus der biologischen Sonderstellung des Menschen in der Welt erwächst von vornherein aber auch bereits seine genuine Anlage zur Transzendenz. „Je hilfloser, desto empfänglicher für Moral und Religion" (III, 667).

Innerhalb eines solchen Spannungsfeldes lassen sich nun auch die einzelnen Krankheiten medizinisch erklären. „Die Gesundheit wird durch einen Konflikt von mannigfachen spezifischen Reizen und Schwächungen unterhalten" (III, 657). Auf der anderen Seite tritt aber auch mit der erhöhten Sensibilität dieser Organe bereits Krankheit in die Natur. Das Allgemeine will örtlich werden, wie auch alles Örtliche notwendig in die allgemeine Störung übergeht: „Krankheit ist Zwist der Organe" (III, 658).

Die „Naturgeschichte der Krankheiten" zerfällt in mehrere Klassen (und ist gänzlich verschieden von der eher physiologisch orientierten Klassifikation der Erregungstheorie), nämlich in:

1. die Lehre von den äußern Bestandteilen und äußern Kennzeichen;
2. die Lehre von den innern Bestandteilen und den innern Kennzeichen;
3. die Lehre von den Verhältnissen (der physikalischen Kennzeichen, der Topographie und Chronologie, der „Historie der Krankheiten") (III, 316).

c) *Studien zur Pathogenese*

Bevor wir uns den Studien zur Pathogenese im einzelnen zuwenden, dürfen wir an die Situation zu Ende des 18. Jahrhunderts erinnern und damit an eine Zeit, in der es noch keine Zellpathologie gab, wo Gewebestrukturen nicht einmal differenziert werden konnten, von einer Analyse biochemischer Prozesse ganz zu schweigen. Physiologie und Pathologie fußten auf einer „anatomia animata", wie Albrecht von Haller die Mechanik der Bewegungsvorgänge bezeichnet hatte. Um so bemerkenswerter erscheinen uns die spezifischen Kenntnisse und das theoretische Niveau dieser Studien zur Pathogenese.

Vor dem Hintergrund der Hallerschen „Anatomia animata" glaubt Novalis erkannt zu haben: „Erhöhte Reizbarkeit und Sensibilität sind wohl immer nur Folgen, nicht Ursache von Krankheiten. Die Krankheit äußert sich am allgemeinsten durch Erhöhung oder Erniedrigung von Reizbarkeit und Sensibilität. Ist die Krankheit gehoben, so ist auch Reizbarkeit und Sensibilität wieder im gewöhnlichen statischen Zustande" (III, 477). Es handelt sich jedesmal um äußerst differenzierte Gleichgewichtsverhältnisse, denen dann auch „die Ordnung der Heilmittel" zu entsprechen hat.

Auf dem Wege einer derartigen Defizienz und Devianz des biologischen Gleichgewichtsystems erst wird man das entscheidende Merkmal des Krankseins gewahr. „Eine Krankheit kann kein Leben sein, sonst müßte die Verbindung mit Krankheit unsre Existenz erhöhen" (III, 242). Die existentiale Verfassung ist aber gerade betroffen, verfremdet, alteriert und polarisiert. „Die Extreme leben nicht eigentlich – existieren nicht recht". Der mittlere Zustand existiert zwar noch: „aber wie? unter welchen Gefahren – in welchem Reiche – wie beständig bedroht? – in einem beständigen Zustande der Not – überall fehlts" (III, 343). Kranksein imponiert uns als ein „modus deficiens": „In jeder wahren Krankheit ist ein Mangel – und daraus entsteht die Unlust jeder Krankheit. Daher sagt man auch: Was fehlt dir?" (III, 349).

An dieser Stelle rückt der Naturphilosoph Hardenberg die Verdienste des Brownschen Krankheitssystems – bei all seiner wachsenden Kritik an diesem zu eindimensionalen System – ins rechte Licht. John Brown hat den großen Irrtum unserer Medizin dargestellt, der darin bestand, daß man den Körper als ein „einfaches Abstraktum" behandelt hat, statt in ihm „eine unendliche Kette von lauter Individuen" zu sehen (III, 612). „Brown scheint also das Hauptverdienst zu haben, das wesentlichste, charakteristische Symptom der Krankheit bemerkt und sie darnach in Beziehung auf Arzneikunde (also schon angewandte Pathologie) geordnet zu haben" (III, 477).

Die Theoretische Pathologie von John Brown – so glaubt der kritische Novalis erkannt zu haben – ist aber auch nichts weiter als „eine höhere Mechanik, angewandt auf den menschlichen Körper". Es genügt dem Naturphilosophen Friedrich von Hardenberg nicht, diesen Körper lediglich „als eine höchst zusammengesetzte Maschine" anzusehen, „deren Zustand durch äußerst mannigfaltige Ursachen modifiziert wird". Mit den quantitativen Verhältnissen wollen auch die qualitativen Bezugssysteme gesehen sein. Daher das apodiktische Urteil des Novalis über John Brown: „Von Krankheit weiß er nichts", das dann erweitert wird auf ein: „Vom Leben weiß er daher auch nichts" (III, 602).

Krankheit „im eigentlichen Sinne" nämlich ist nicht mehr und nicht weniger als „ein wunderbares Produkt des Lebens", das ständigen Variationen unterliegt. Leben kann zwar durch zu viel oder zu wenige Erregung entstehen, ohne doch damit als Leben schon verstanden zu sein. Das „Wunderbare und Geheime" am Lebendigen aber ist die

Erregbarkeit als solche. „Es ist eine Zeitfülle – ein wirkliches Zeitindividuum – eine Zeitkraft – Zeitstoff" (III, 602).

Damit sind die wichtigsten pathogenetischen Prinzipien schon angeklungen: „Entstehung der Krankheit durch Berührung eines stärkern Lebens" (III, 261) –, das ist eine Möglichkeit, während eine andere darin zu sehen ist, daß Krankheit durch „fehlerhafte Verbindungen" entsteht, wie etwa Mißgeburten oder der Abortus beweisen, wobei als Grundfrage der Zweifel bleibt: „Sind Natur und Kunst schlechthin nicht krank –?" (III, 263).

Mischungen und Krisen, Erneuerungen nach Revolutionen, Störungen und ihre Behebungen –, das sind auch hier wieder Metaphern, die mit den gesellschaftlichen Verhältnissen und mit politischen Steuerungsmechanismen in Analogie gesetzt werden: „so nötig es vielleicht ist, daß in gewissen Perioden alles in Fluß gebracht wird, um neue, notwendige Mischungen hervorzubringen ... so unentbehrlich ist es jedoch ebenfalls, diese Krisis zu mildern und die totale Zerfließung zu verhindern, damit ein Stock übrig bleibe ... Würde es nicht Unsinn sein, eine Krisis permanent zu machen und zu glauben, der Fieberzustand sei der echte, gesunde Zustand ... Wer möchte übrigens an seiner Notwendigkeit, an seiner wohltätigen Wirksamkeit zweifeln."

Es wäre in einer besonderen Studie der höchst interessante Sachverhalt zu verfolgen, wie NOVALIS sich nicht nur immer konsequenter vom System BROWNS abzusetzen vermag, sondern auch von der Pathophysiologie seines Freundes SCHELLING: „Schelling geht nur von dem Irritabilitätsphänomen der Welt aus", also vom Stoffcharakter der Dinge, die vom Muskel repräsentiert sind. NOVALIS aber will die volle Leiblichkeit ins Spiel bringen, weshalb er ungeduldig weiterfragt: „Wo bleibt der Nerv – die Adern – das Blut – und die Haut – der Zellstoff? Warum geht er, der Chymiker, nicht vom Prozeß aus – von dem Phänomen der Berührung – der Kette?" (III, 470).

Die Dialektik von Nerv und Muskel wird alsdann systematisch weiterverfolgt, weil hier der Organismus als Ganzes in seinem lebendigen Wechselspiel bereits repräsentiert scheint. „Der ganze menschliche Körper besteht aus Sinn und Kraft und ihren Organen Nerv und Muskel" (III, 631). Die Nerven gelten dabei als das vitalste Organ, als „der Sitz der plastischen Kraft". Alle plastische Formung, die ganze organische Entwicklung, bedient sich dabei des Nervensystems, um zu höherer Sensibilität zu gelangen, und damit – im hemmenden Agens gegen den bloßen Willen der Natur – zu mehr Freiheit.

Es wundert uns daher nicht, daß mit der Sensibilität auch die Krankheiten überhand nehmen. Damit aber ist ein völlig neuer Gesichtspunkt in die Theoretische Pathologie eingeführt worden, der nunmehr aus sich heraus weiterverfolgt werden sollte.

Wenn SCHELLING mit seiner Forderung, der Philosoph möge die Intelligenz, der Physiologe die Funktionen des animalischen Lebens erforschen, in einem ausgesprochenen psychosomatischen Dualismus steckenblieb, geht NOVALIS mit der „Vereinigung der höchsten Sensibilität und höchsten Irritabilität" (III, 114) den entscheidenden Schritt auf ein therapeutisches Programm zu, das als Lebenskunstlehre die Bildungslehre zum einheitlichen, höheren Menschen umfaßt.

2. Aufgaben einer Speziellen Historischen Pathologie

Mit diesen Strukturen und Funktionen einer Allgemeinen Pathologie sind wir nunmehr in der Lage, präziser das nachzuzeichnen, was FRIEDRICH VON HARDENBERG „Spezielle

Historische Pathologie" genannt hat, ein höchst originelles Kernstück der Theoretischen Pathologie, zu dessen Verständnis wir abermals auf die wissenschaftstheoretische Situation der hohen Aufklärung zurückgreifen müssen.

Die gewöhnlichen Pathologien der traditionellen Medizin haben bisher nur die äußeren poetischen Materialien enthalten; sie sind nur zu einer äußerlichen Chronik der Krankheiten, zu einer empirischen Nosologie, vorgedrungen. Erst die Pathologie von John Brown enthält – so glaubt Novalis – auch die inneren poetischen, „die sogenannten philosophischen Materialien". Es käme nun alles darauf an, die philosophische mit der empirischen Krankheitslehre „im individuellen Organismus" zu verbinden. Hieraus erst entstünde das, was Novalis als „Spezielle Historische Pathologie" (III, 351) bezeichnet hat.

Mit Hilfe einer solchen Speziellen Historischen Pathologie werden wir nach und nach auch den „Einfluß des individuellen Charakters" auf den Organismus kennenlernen, „auf den organischen Technizismus", was heißt: auf Bau, Bewegung und Produkt des Organismus. Es gibt so etwas wie einen spezifischen „Einfluß der Charakterbildung auf den Körper und seine Veränderung". Vielleicht läßt sich aus dieser Quelle erst die so charakteristische „Entstehung spezieller Krankheiten" erklären (III, 351).

Erklären läßt sich allein aus dieser Position heraus auch der allmähliche „Einfluß der Charakterbildung auf den Körper und seine Veränderung", erklären auch die „Entstehung spezieller Krankheiten aus dieser Quelle". Aus diesem biographischen Grundaspekt her konnte Novalis die damals recht kühne Behauptung wagen: „Jede Krankheit kann man Seelenkrankheit nennen" (III, 663).

Was John Brown mit seiner so eleganten, wenn auch eindimensionalen Erregungstheorie nicht gesehen hatte, das ist etwas ganz Funktionales am Krankheitsgeschehen, etwas Qualitatives oder – wenn man so will – etwas Metaphysisches. Novalis nennt Brown daher einen bloßen Mechaniker, einen „medizinischen Idealisten"; er rechnet Brown zu den „mechanischen Physiologen", während die „Humoralphysiologen" ihm eher als „Chemiker" gelten.

Aus der immer energischer vorgetragenen Kritik an John Browns „System der Medizin" ergibt sich, daß Novalis dessen Thorie als „sehr problematisch", als höchst „einseitig" beurteilt hat: seine „Grundlagen sind fehlerhaft". Das Verhängnisvolle an der Brownschen Physiologie sei seine „Neigung zur Mechanik" (III, 138); seine Erregungstheorie beziehe sich nur auf die mechanistischen Lebensfunktionen; sie sei daher in der praktischen Handhabung stets qualitativ zu kompensieren.

Was aber den Kernpunkt dieser höchst originellen Konzeption, die Pathologie, betrifft und damit „die sogenannten philosophischen Materialien" dieser Pathologie, so könnten diese erst in den individuellen Organismen jeweils erfahren und geprüft werden, das heißt aber, in einer erst einmal zu fordernden „Speziellen Historischen Pathologie". Von hier aus lassen sich dann auch die therapeutischen Konsequenzen und deren wissenschaftliche Voraussetzungen im ganzen absehen: „Die Anwendung der allgemeinen Brownischen Pharmazeutik auf diese spezielle historische Wissenschaft gibt die synthetisch historische Pharmazeutik" (III, 198).

Was Novalis hier zunächst einmal vorschwebt, ist nicht mehr und nicht weniger als eine „Betrachtung und kritische Ordnung der unzähligen Krankheitsbeobachtungen nach einfachen physischen Grundsätzen" (III, 656). Damit ist ein für die damals noch rein empirisch gehandhabte Heilkunde erstaunlicher methodologischer Ansatzpunkt bezeichnet worden, der weitreichende Folgerungen erwarten läßt. Gehen wir dieser „kritischen Ordnung" weiter nach!

NOVALIS sucht im systematischen Überblick über die zeitgenössischen Schulbildungen die beiden damals dominïerenden zeitgenössischen Strömungen zu vereinigen: die Humoralpathologie und die Neuralpathologie. Die Humoralpathologen gelten ihm als Dogmatiker, die sich gerne als „objektive philosophische Mediziner" gaben, während die Neuralpathologen mehr als „Idealisten, subjektive philosophische Mediziner" angesehen wurden. Beriefen sich jene auf die naturwissenschaftlich orientierten „Chemiker" so konnten diese nur als „Symptomatiker" Anspruch auf Wissenschaftlichkeit machen. In diesem Dilemma wollen die folgenden Notizen verstanden werden: „Chemiker und Symptomatiker und ihre notwendige Vereinigung. Vollkommne Chemie und vollkommne Symptomatik ergänzen sich gegenseitig . . . Allgemeine Sätze der Humoralpathologie wie die allgemeinen Sätze der andern Pathologie" (III, 377). Noch allgemeiner und drängender stellt sich die Forderung nach Synthese: „Mechanische, chemische – und zusammengesetzte oder synthetische Heilkunde" (III, 475).

Den Humoralpathologen nun entsprechen die „Vervielfältiger der Stoffe", die NOVALIS auch „die Stoffseher" nennt. Den Nervenpathologen entsprechen wiederum die „atomistischen, mechanischen" Denker, die bei NOVALIS „Formseher" heißen. Darüber hinaus sucht NOVALIS nun seinerseits die Synthese, die er bei jenen „echten Aktionisten" zu finden glaubt, die beide Systeme vereinigen. „Man kann diese letztern schaffende Betrachter, Seheschöpfer, nennen" (II, 646). Unterschieden werden daher auch die „Humoralkrankheiten" von den „Nervenkrankheiten". Beide Gruppen bilden – wie Nord- und Südpol – die Querspeichen im „medizinischen Rad" und ergeben ein Ordnungsschema für die „nosologische Klassifikation" (III, 311). Auf der Basis einer verbindlichen Humoral- wie Neurallehre möchte Novalis demnach ein umfassendes „System" entwerfen, ein „medizinisches Rad", dessen Querspeichen von der traditionellen „nosologischen Klassifikation" gebildet werden.

a) Krankheit – ein Zwist der Organe

Im Modell seines medizinischen Rades mit den Querspeichen einer „nosologischen Klassifikation" bildet – um im Bilde zu bleiben – die Nabe und das Zentrum ein höchst eigenwilliges geistiges Prinzip, das NOVALIS als „Zwist der Organe" umschrieben hat.

NOVALIS geht auch hier wieder von einer schlichten Beobachtung aus, von den so auffallenden „Ähnlichkeiten von Krankheiten". Jedes Organ, so meint er, „kann ziemlich alle Krankheiten der andern haben". Das ist eigentlich selbstverständlich. Denn: „Alle Krankheiten sind zusammengesetzt aus Krankheiten. Der ganze Körper erkrankt, wenn einzelne Organe erkranken". Die Krankheiten einzelner Organe stehen in einem bestimmten Verhältnis ihrer Mischungen und Komplikationen zueinander und gegeneinander: „Alle Krankheiten entstehen aus Entzweiungen der Organe" (III, 444).

Alles Krankwerden hat somit seinen Ursprung in den „Entzweiungen der Organe". Es ist Ausdruck eines Konfliktes, der sich innerhalb der so komplexen wie spezifischen Differenzierungsprozesse im Organismus ereignet hat. „Alle Krankheit entsteht durch widersprechende gleichzeitige Empfindungen" (II, 555). Um es auf eine vorläufige Formel zu bringen: „Krankheit ist Zwist der Organe" (III, 658).

Dieser sicherlich eigenwilligen Deutung liegt abermals eine ganze Kette von elementaren Beobachtungen zugrunde, die von außen nach innen fortschreiten. „Jede Veränderung der Gestalt, sie sei durch äußere oder innere Kraft, bewirkt eine veränderte innre oder dynamische Disposition" (III, 638). Gesundheit wie Krankheit resultieren aus der gleichen Lebenswurzel, unterliegen gleichen biologischen Gesetzen: „Der Reiz von außen ist indirekter, der Reiz von innen direkter Reiz. Jener setzt Reizbarkeit voraus. Reizbarkeit ist unbestimmtes Leben, schwebende Aktion. Indirekter Reiz, Aufhebung des Gleichgewichts, Heterogeneisierung, bestimmte Richtung. Leben entsteht wie Krankheit aus einer Stockung – Begrenzung – Berührung" (II, 561).

Krankheit erhebt Teile zu einer Totalität: darin liegt ihr anmaßendes Wesen! Die Krankheit ist allemal instinktiv, exklusiv, paradox und polemisch gegen das Ganze, durch die Unendlichkeit ihrer Behauptungen und Forderungen. Krankheit ist immer eine Anmaßung!

Das „Augenmaß des Arztes" muß daher ständig auf die Verminderung oder Erhöhung des Daseins gerichtet sein, auf den höchst differenzierten Konflikt, jenen „Zwist", der wiederum die Restituierung intendiert. Novalis will daher ganz besonders „die Selbsterhaltung jeder Art Krankheit" herausgestellt wissen, wie er auch geradezu proklamieren kann: „Die Gesundheit wird durch einen Konflikt von mannigfachen spezifischen Reizen und Schwächungen unterhalten" (III, 657). Gesundheit ist kein Zustand, sondern ein Habitus, der „unterhalten" sein will.

Krankheit als Konflikt ist auf der anderen Seite aber immer auch ein Symptom der Sensibilisierung des Naturzustandes, Signal einer erhöhten Freiheit, nur zu oft auch „Verstoß gegen den Willen der Natur" und damit Willkür. Die Mannigfaltigkeit der in das Naturgeschehen eingeborgenen pathologischen Prozesse ist für Novalis geradezu ein Zeugnis zunehmender Personalisierung, einer „Personalentstehung". Es ist kein Zufall, daß in diesem gedanklichen Zusammenhang von Krankheit als dem „Zwist der Organe" die Rede ist. Die allgemeine Krankheit will dabei fast immer örtlich werden, „so wie die örtliche Krankheit notwendig in die allgemeine übergeht". Der Gedankengang schließt mit einer für Novalis charakteristischen, sehr souverän gehaltenen philosophischen Maxime: „Vergänglichkeit, Gebrechlichkeit ist der Charakter der mit Geist verbundenen Natur. Er zeugt von der Tätigkeit und Universalität, von der erhabnen Personalität des Geistes" (III, 658).

b) „Philosophie jeder einzelnen Krankheit"

Aus der mit Geist verbundenen Natur will fortan alles pathologische Geschehen gedeutet werden. Das führt den jungen Friedrich von Hardenberg zu einem damals noch gänzlich unerschlossenen Forschungsbereich, den er mit der „Philosophie jeder einzelnen Krankheit" (III, 274) umschrieben hat, wozu ihm wiederum das „kritische Studium jedes Kranken" (III, 353) die unabdingbare Voraussetzung schien.

Der gebildete Arzt wird seine Schlüsse von dem Bau und Aussehen der Oberfläche auf Bau und Aussehen der inneren Teile ziehen, von den organischen Verrichtungen auf die inneren Emotionen, von den Affekten eines Kranken, den „Katenationen seiner Bewegungen", auf die inneren Affekte und Katenationen (III, 352). Er wird jeden einzelnen Kranken auf diese Weise kritisch zu studieren und zu analysieren haben!

Novalis gibt folgendes Schema für diese Krankheits-Philosophie: „Nähere vergleichende Betrachtungen der Verwandtschaften der Glieder am menschlichen Körper – der Krankheitssymptome – der Krankheiten selbst – der möglichen Krankheiten" (III, 578). Er ist davon überzeugt, daß jedes Glied des Körpers aller Krankheiten fähig ist, „denen eins seiner Mitglieder unterworfen ist" (II, 596).

Die Philosophie der Krankheit bringt den Arzt dazu, ständig zu generalisieren und zu individualisieren. Von hier aus lassen sich unzählige Analogien aus biologischen Bereichen und historischen Dimensionen anbringen.

Nur einige wenige Beispiele!

Das Karzinom etwa wird zu den Schmarotzertieren gerechnet; „sie wachsen, sie werden erzeugt, sie zeugen, sie haben ihre Organisation, sie sezernieren, sie essen" – und täuschen mit diesen Symptomen doch nur ein „wahres Leben" vor. Und so finden wir denn allenthalben „wahres Leben" und „falsches Leben" vereint, „Tote mit Merkmalen des Lebens" wie auch „Leben mit Merkmalen des Todes" (III, 264).

Ein weiteres Beispiel! „Die Gicht etc. scheint mehr eine allgemeine Krankheit zu sein, die nicht in concreto existiert, sondern sich in mannigfaltigen Variationen äußert – als eine Disposition". Und auch hier wieder die Verallgemeinerung: „Die meisten Konstitutionen vermögen vielleicht nicht wahrhaft krank zu werden, und es bleibt nur bei unvollkommenen Krankheiten – Krankheitstendenzen – vielleicht ist Gliederreißen etc. eine unreife Entzündung" (III, 465).

Oft äußert sich ein Bedürfnis oder ein Reiz auf eine ganz fremde Weise, eine bestimmte körperliche Krankheit z. B. durch ein ganz anderes Organ, durch andere Bedürfnisse und Neigungen. Als Beispiel für diesen Mechanismus werden die gastrischen Krankheiten aufgeführt. „Der Mensch ist durch viele Stricke oder Reize ans Leben gebunden – niedrige Naturen durch wenigere. Je erzwungner das Leben ist, desto höher" (III, 578). „Würde es nicht Unsinn sein, eine Krisis permanent zu machen und zu glauben, der Fieberzustand sei der echte, gesunde Zustand, an dessen Erhaltung dem Menschen alles gelegen sein müßte? Wer möchte übrigens an seiner Notwendigkeit, an seiner wohltätigen Wirksamkeit zweifeln?" Als „sehr merkwürdig" wird auch die Beobachtung angesehen, daß auch Krankheiten – etwa die Pocken – „Beförderungsmittel der Mischung und Universalisierung" von Nationen und Rassen werden können (III, 267).

c) Konturen einer Philosophie der Medizin

Im Rahmen seiner Enzyklopädistik, die dem Organismus der Wissenschaften in seiner vollen Architektonik äußerst systematisch nachgegangen ist, hat Friedrich von Hardenberg der Medizin und ihrer Philosophie eine besondere Bedeutung zugesprochen.

Die Philosophie der Medizin und ihre Geschichte ist für Novalis stets „ein ganz ungeheures und noch ganz unbearbeitetes Feld" gewesen. Er hat des öfteren von dem „dichterischen Wert" der alten Arzneikunde sprechen können. Er hat eine allgemein verbindliche „Lehre von den Graden des Lebens" aufstellen wollen, seinen mannigfachen Funktionen, seinen Bewegungen und Übergängen wie auch den Ursachen ihrer Übergänge. Was ihm letztlich vorschwebt, ist eine „Philosophie der Humoral-Pathologie" (III, 267).

Dahinter steckt nicht mehr und nicht weniger als das System einer „Allgemeinen Pathologie und Therapie" das alle Übergänge sucht und findet von der Physiologie über die Pathologie zur Therapeutik. „Indem wir einsehn, wie die Natur verfährt, indem wir die Gesetze dieser Phänomene erfahren, lernen wir wie die Natur verfahren und uns dieser Gesetze zu unsern Privatzwecken bedienen" (III, 325). Dies will nun weiter ausgeführt sein!

Ein Heilplan steckt ursprünglich schon in jeder Lebenslehre, in jedem bewußten Lebensprogramm. Alle Krankheiten sind für Novalis „Transzendenzen"! Wie Krank-sein uns an unsere ursprüngliche Konstitution erinnert, so ist es auch ein Appell zur Genesung. Und wie der Schmerz nichts anderes sein kann als eine Erinnerung unseres hohen Ranges, so will er uns auch geleiten in die letzte Rückverwandlung unserer irdischen Existenz, deren letzte Entscheidung und höchste Verwandlung der Tod ist.

Nur von daher versteht sich die energische Forderung, die uns immer entschiedener begegnen wird: „Die Medizin muß noch ganz anders werden". Sie wird ganz anders sein, wenn erst einmal das revolutionäre Instrumentarium erkannt sein wird, das prinzipiell jeder Heilkunde innewohnt. Wie auch könnte ein echter Philosoph, ein ganzer Pädagoge, ein vollblütiger Politiker, ein wirklicher Poet etwas anderes sein als ein solcher Ver-wandlungskünstler, als ein – Arzt!

Und wie es „von jeher nur Eine Krankheit" gegeben hat, so gibt es auch „nur Eine Universalarzenei". Das liegt im Prinzip des Lebendigen, seinem Sensorium und seiner sich stetig steigernden Empfindlichkeit. „Mit der Sensibilität und ihren Organen, den Nerven, tritt Krankheit in die Natur. Es ist damit Freiheit, Willkür in die Natur gebracht und damit Sünde, Verstoß gegen den Willen der Natur, die Ursache alles Übels" (III, 657). Der sittliche Mensch muß daher eine freie Natur haben, was nichts anderes heißt als eine gegenstrebende, „eine zu erziehende, eine eigentümliche Natur" (III, 657).

Mit diesen wenigen Grundbegriffen, die wir bereits in der Speziellen Historischen Pathologie kennengelernt haben, sind wir auf metaphysische Kernbereiche und theologi-sche Schlüsselbegriffe gestoßen: auf Freiheit, Schuld, Sünde, Willen, Erziehung. Krankheit erst verleiht dem Menschen die Möglichkeiten zur Selbsttätigkeit, zur Selbstlebung. „Es kommt nur darauf an, ob wir etwas in die innere Sphäre unsrer freien Tätigkeit aufnehmen . . . Selbst das größeste Unglück muß aufgenommen werden in diese Sphäre, wenn es uns eigentlich affizieren soll – sonst bleibt es uns fremd und außer uns".

3. Ethische Dimensionen der Pathologie

In ihrer philosophischen Dimension erst wird uns die Krankheit zum Problem, erscheint Krank-Sein als ein genuin geistiges Phänomen. Auch das Kranksein will – wie alle Erscheinungen dieser Welt – als „ein in Geheimniszustand erhobenes Inneres" gesehen werden. Es will daher durchaus symbolisch behandelt sein, als ein elementarer Erhaltungsprozeß, der ja unser ganzes gewöhnliches Leben – mit Essen, Trinken, Schlafen, Zeugen – charakterisiert und symbolisiert. Physikalische Prinzipien dürfen jetzt bedenkenlos auf einen psychologischen Dynamismus übertragen und mit pathologi-schen Kategorien analogisiert werden. Die Physik darf benutzt werden für das Gemüt, wie das Gemüt für die Außenwelt. Beide Bereiche – und das zeigt uns in exemplarischem Ausmaße die Pathologie – entsprechen einander. „Verstand, Phantasie, Vernunft, das sind die dürftigen Fachwerke des Universums in uns"!

Damit ist ein Grundgedanke dieser Naturphilosophie vorgestellt worden, der nun sogleich auch die ethischen Dimensionen einer Pathologie aufreißen mußte. Pathologie als Lehre vom Leiden kann nicht systemimmanent aufgefaßt werden: Der leidende Mensch als solcher ist affiziert, ist spezifisch beansprucht und herausgefordert „Das System der Moral muß System der Natur werden. Alle Krankheiten gleichen der Sünde darin, daß sie Transzendenzen sind. Unsere Krankheiten sind alle Phänomene erhöhter Sensibilität, die in höhere Kräfte übergehn will" (III, 662).

a) *Not und Hilfe als Bezugssystem einer Theoretischen Pathologie*

Mit den konkreten Aufgaben einer „Speziellen Historischen Pathologie" haben wir erst die Konturen einer Philosophie der Medizin in den Blick bekommen, und damit die Matrix einer Theoretischen Pathologie, die wir nunmehr noch um einige ethische Dimensionen erweitern sollten. Wir gehen dabei abermals von einem Urphänomen der klassischen Heilkunde aus: von dem elementaren Grundmuster von „Not und Hilfe".

Not und Hilfe haben zu allen Zeiten wie auch künftighin als Prinzip der Theoretischen Pathologie wie auch einer Allgemeinen Therapeutik Geltung beanspruchen können. Jede Art von Not ruft ein spezifisches Hilfesuchverhalten hervor; jede Sorge will jeweils ihren Rufer; alle Not will Wende.

Um diesen Grundgedanken verständlicher zu machen, folgen wir einer gedanklichen Kette aus der Teplitzer Fragmentensammlung des Jahres 1798, wo es heißt: „Das Herz ist der Schlüssel der Welt und des Lebens. Man lebt in diesem hilflosen Zustande, um zu lieben und andern verpflichtet zu sein. Durch Unvollkommenheit wird man der Einwirkung andrer fähig – und diese fremde Einwirkung ist der Zweck. In Krankheiten sollen und können uns nur andre helfen. So ist Christus, von diesem Gesichtspunkt aus, allerdings der Schlüssel der Welt" (III, 606).

Kranksein läßt auch hier wieder unsere existentielle Situation besonders eklatant hervortreten, wie in einem Brennglas schmerzhaft deutlich werden: Der Mensch ist kein autonomes Wesen; er kann sich nur in seinem pathischen Bezug sinnvoll verwirklichen. Individuation geschieht am anderen und im sympathetischen Konnex. Krankheit könnte somit das geistige Leben geradezu in dem Maße stärken, in dem sie das somatische schwächt. Daher der so sehr persönliche „Enthusiasmus für Krankheiten und Schmerzen"! Vielleicht geschähe mit uns Menschen eine durchgreifende Verwandlung erst dann, wenn wir „das Übel in der Welt liebgewännen". „ In dem Augenblicke, als ein Mensch die Krankheit oder den Schmerz zu lieben anfinge, läge die reizendste Wollust in seinen Armen – die höchste positive Lust durchdränge ihn" (III, 389). Und dahinter wiederum die generalisierende Frage: „Könnte Krankheit nicht ein Mittel höherer Synthesis sein?" (III, 389).

Selbst die alles Lebendige verwandelnde „Liebe ist durchaus Krankheit", was für NOVALIS wiederum „die wunderbare Bedeutung des Christentums" (III, 667) ausmacht. Dies wird sofort evident, wenn man den Sinn des Krankseins auch nur einmal als „Erhebung des Menschen über sich selbst", und damit als einen Akt der Verwandlung, erlebt hat, wie dies nur die Liebe zu gewähren vermag. Es wundert uns daher auch nicht, wenn Kranksein und Sterben gedeutet werden als „Anfang einer innigern Verbindung zweier Wesen".

Muß das Phänomen der Not nicht den Charakter der Hilfe herausfordern und immer wieder von neuem akzentuieren? „Der Kranke läßt den Arzt rufen, weil er sich nicht helfen kann. Wenn nun aber der Arzt gerade zur Arznei dem Kranken Anstrengung seines Verstandes verschreibt? Wer sich selbst fehlt, kann nur dadurch geheilt werden, daß man ihm sich selbst verschreibt" (III, 666).

Das Phänomen der Hilfsbedürftigkeit wird dann abermals – in einer äußerst kühnen Wendung – auf das Metaphysische ausgeweitet, wenn es als eine geradezu „religiöse Aufgabe" angesehen und bezeichnet wird, „Mitleid mit der Gottheit zu haben". Daraus resultiert für Novalis die „unendliche Wehmut der Religion", daraus der Schluß: „Sollen wir Gott lieben, so muß er hilfsbedürftig sein" und die Frage: „Wiefern ist im Christianismus diese Aufgabe gelöst"? (III, 562).

Wir durften auch diesen Erörterungen im Konzept einer Theoretischen Pathologie Raum geben, weil hier besonders deutlich wird, daß Krankheit neben einer sehr konkreten physischen Struktur immer auch einen metaphysischen Aspekt hat, die nur im Konnex Sinn und Wesen von Kranksein auszumachen vermögen. Friedrich von Hardenberg ist vielleicht der letzte Denker in der abendländischen Geistesgeschichte, der sich zu dieser – dem Mittelalter selbstverständlichen – Synthese von Natur und Übernatur zu bekennen vermochte.

Mit „Krankheiten als Transzendenzen" ist dann auch schon die Perspektive einer „Teleologie der Krankheiten" aufgerissen, die für die Medizinphilosophie des Novalis so charakteristisch ist. Geist und Körper vermögen sich unter zweckmäßiger Pflege in infinitum zu entwickeln –, eine großangelegte Idee, die zur „Teleologie der Krankheiten überhaupt" wie auch zur „Lehre von den Krankheiten überhaupt im allgemeinsten Sinn" gehört. Von hier aus lassen sich Schlüsse auf eine allgemeine Diätetik ziehen, auf eine „diätetische Beschäftigung des Geistes mit Bestimmtem und Unbestimmtem zugleich" (III, 381), aber auch Schlüsse auf jene unermeßlichen Stilisierungsmöglichkeiten leibhaftiger Existenz, die Novalis unter dem Stichwort der „Poetisierung" – einer Poetisierung selbst des Übels – systematisiert hat.

b) Zur „Poetik des Übels"

Im Rahmen der wissenschaftlichen Enzyklopädistik hat der Dichterphilosoph dem Begriff „Poetisierung" eine spezifische Rolle zugesprochen, die nicht mit unserem Verständnis von „Poesie", „Erdichtetem" oder auch nur „Spekulation" verwechselt werden sollte. „Poetisieren" im strengen Sinne meint soviel wie: Generalisieren, Universalisieren, ins System bringen und darüber hinaus, Transzendieren!

Der „Sinn für Poesie" – erklärt Novalis – „ist der Sinn für das Eigentümliche, Personelle, Unbekannte, Geheimnisvolle, zu Offenbarende, das Notwendigzufällige. Er stellt das Undarstellbare dar. Er sieht das Unsichtbare, fühlt das Unfühlbare etc." (III, 685). Kritik der Poesie wäre daher ein Unding! „Der Sinn für Poesie hat nahe Verwandtschaft mit dem Sinn der Weissagung und dem religiösen, dem Sehersinn überhaupt" (III, 686).

Wie alles Pathos, hat vor allem der Schmerz „poetischen", damit transzendierenden Charakter. Er ist nicht nur Erinnerung an den Urstand, sondern auch Hinweis auf den

Endstand. Wir können unter diesem Aspekt geradezu vom „Nutzen jeder Krankheit" sprechen, wir sollten die „Poesie derselben" systematischer betrachten. Denn: „Eine Krankheit kann kein Leben sein, sonst müßte die Verbindung mit Krankheit unsre Existenz erhöhen" (III, 242); Kranksein hat daher einen ausgesprochen intentionalen Charakter.

Im leidenden Zustand ist es aber gerade wieder der Schmerz, der zu einem Stimulus werden kann. „Man sollte stolz auf den Schmerz sein – jeder Schmerz ist eine Erinnerung unsers hohen Rangs" (III, 452). Ist jede Bedrängnis der Natur doch „eine Erinnerung an die höhere Heimat, an eine höhere , verwandte Natur". „Schmerz sollte eigentlich der gewöhnliche Zustand und Freude das sein, was jetzt Schmerz und Not ist".

Schmerzen in dieser Sicht sind gleichsam unsere Individuation. Daher die Frage: „Sollte einfaches Selbstgefühl – Schmerz sein?" Daher auch die Redeweise von der Teleologie des Schmerzes. Die Realität des Schmerzes ist die Realität des gemeinen, rohen Bewußtseins" (III, 404). Novalis denkt und glaubt an die „Möglichkeiten eines unendlich reizenden Schmerzes", eines stetig sich selbst transzendierenden Stimulus.

Damit ist im Kern bereits auch die „Poetik des Übels" charakterisiert. Novalis geht so weit, daß er sich ernsthaft fragen zu müssen glaubt: „Fängt nicht überall das Beste mit Krankheit an? Halbe Krankheit ist Übel – ganze Krankheit ist Lust – und zwar höhere" (III, 389). Hier begegnet uns nochmals die alle Personale Medizin so bewegende Frage: Wie, „wenn der Mensch das Übel in der Welt liebgewänne ..."? Welche Kraft der Verwandlung würde in Gang gesetzt werden, wenn erst der Mensch anfinge, „die Krankheit oder den Schmerz zu lieben" (III, 389)!

Was aus diesen Überlegungen resultiert, wird unter dem Titel „Theorie des Schmerzes" vorgestellt. „Trennung der Kontinuität erklärt den Schmerz allein nicht. Schmerz und Lust haben gewiß eine noch unerörterte Beziehung auf Ideen- und Empfindungsassoziationen. Ohnmacht liegt allem Schmerz mit zum Grunde" (III, 434). Schmerz im Prozeß der Verwandlung bringt Lust, ist Lust – was soweit geht, daß Novalis sich die Frage vorlegen kann: „Sollte ursprünglich der Mensch zum Schmerz – zur Bearbeitung des Leidens etc. bestimmt sich haben" (III, 445)?

Auf der anderen Seite kann nicht verschwiegen werden, daß der ständig leidende Dichter auch die Sinnlosigkeit des chronischen Leidens gekannt und gefürchtet hat, wie aus einem Schreiben an Karl Ludwig Woltmann in Jena (vom 14. 4. 1797) hervorgeht: „Nur keine lange Krankheit! Es ist etwas Entsetzliches und so etwas Unnützes, da nur Ideen, aber körperliche Leiden nicht bilden, besonders wenn sie so schwer sind, daß der Geist sich nicht mehr ermannen kann" (IV, 221). Auch Novalis hat in seinen langen Leidensjahren erfahren müssen, daß „Schmerzen versteinern", daß allem Schmerz eine gewisse „Ohnmacht" zugrunde liegt, daß wir gleichwohl den Schmerz nicht entbehren können noch wollen. Denn: „Wer den Schmerz flieht, will nicht mehr lieben"!

Eine der letzten Notizen in „Fragmente und Studien 1799–1800" hat sich diesem diffizilen Themenkomplex intensiv gewidmet. Sie lautet im Zusammenhang: „Krankheiten, besonders langwierige, sind Lehrjahre der Lebenskunst und der Gemütsbildung. Man muß sie durch tägliche Bemerkungen zu benützen suchen. Ist denn nicht das Leben des gebildeten Menschen eine beständige Aufforderung zum Lernen? Der gebildete Mensch lebt durchaus für die Zukunft. Sein Leben ist Kampf; seine Erhaltung und sein Zweck Wissenschaft und Kunst. Je mehr man lernt, nicht mehr in Augenblicken, sondern in Jahren usw. zu leben, desto edler wird man. Die hastige Unruh, das kleinliche Treiben des Geistes geht in große, ruhige, einfache und vielumfassende Tätigkeit über, und die herrliche Geduld findet sich ein. Immer triumphierender wird Religion und Sittlichkeit, diese Grundfesten unsers Daseins". Und dann der lakonsiche Nachsatz: „Jede Bedrängnis der Natur ist eine Erinnerung höherer Heimat, einer höhern, verwandtern Natur" (III, 686f.).

Von dieser moralischen Warte her lassen sich nunmehr wieder physiologische und pathologische Anknüpfungspunkte an jene „Erregungstheorie" finden, von der wir ausgegangen sind. Das System der Reizbarkeit gewinnt einen pädagogischen Impetus und äußert sich in moralischen Impulsen. Ein Reiz soll stets auch „Erziehungsmittel" sein, „Veranlassung zur Selbsttätigkeit". Mit der Reizbarkeit ist Erziehbarkeit in die Natur getreten und damit Entwicklung, Reifung. Die starre Gesetzlichkeit der Natur wird durch die Tätigkeit des Geistes aufgelockert: Natur wird modifizierbar, entwicklungsfähig, versinnlicht und durchgeistigt.

Das ganze Leben in seiner konkreten Leiblichkeit soll und muß von diesen Grundprinzipien theoretischer Pathologie her durchdacht und durchleuchtet werden. Alles Leben ist geprägt von Geist. Leben selbst ist „eine Krankheit des Geistes", oder – wie Novalis dies auch auszudrücken vermochte – „ein leidenschaftliches Tun" (III, 659).

c) Umrisse einer Thanatologie

Der Tod hat zu allen Zeiten im Mittelpunkt einer Pathologie gestanden, wie auch alle therapeutischen Systeme auf einer „Ars vivendi" beruhten, in der die „Ars moriendi" eingebunden war. Noch einmal gesteigert wurde der Tod zum existentiellen Problem in der romantischen Naturphilosophie, und hier wieder in besonders faszinierender Weise repräsentiert bei dem so jung dem Tode verfallenen Friedrich von Hardenberg.

Waren die klassischen Religionen in erster Linie Religionen des Lebens gewesen, so wird nun das Christentum als eine „Religion des Todes" aufgefaßt. So interpretiert sie Friedrich Schlegel in einem Schreiben (1799) an Novalis, und er glaubt, daß gerade das Christentum sich mit dem äußersten Realismus behandeln ließe, eben weil in ihm „Tod und Leben eins sind". Und wieder direkt zu Novalis gewandt, fährt er fort: „Vielleicht bist du der erste Mensch in unserem Zeitalter, welcher Kunstsinn für den Tod hat" (IV, 525).

Mit diesem seinem so persönlichen „Kunstsinn für den Tod" wird Novalis einer der ersten Naturphilosophen der neueren Zeit, der uns nicht nur eine architektonisch gegliederte Philosophie des Todes gegeben hat, sondern auch eine ungemein differenzierte Psychologie des Sterbens. Wir können uns bei dem vorgegebenen Thema nur auf die wichtigsten Aspekte konzentrieren.

Leben als Phänomen wäre gar nicht zu denken ohne das Phänomen Tod, das mehr oder weniger deutlich latent allem Lebendigen innewohnt. Wie die ganze Natur als „eine furchtbare Mühle des Todes" erlebt wird, so nun auch die Natur des Menschen. Das wird besonders deutlich an einem Leben, das einzig und allein in den Kategorien der Zeit gelebt, erlebt, durchlebt und damit abgelebt werden kann. „Die Zeit entsteht mit dem Faktum (Bewegung) – der Raum mit der Stoffung." Stoff und Raum, Zeit und Bewegung, verhalten sich hier wie Nichts und Etwas; sie sind antithetische Begriffe: „Begriffe von späterer Formation" (III, 271).

Die irdische Zeit des Menschen besitzt denn auch eine ganz „sonderbare Lebensflamme", die aus sich heraus befristet brennt und zur Reife glüht. „Die Zeit macht auch alles, wie sie auch alles zerstört – bindet – trennt" (III, 259). Trennen und Binden, Werden, Wachsen und Vergehen können nur in ihrer temporalen Verbindlichkeit verstanden werden. „Leben ist Anfang des Todes. Das Leben ist um des Todes willen. Der Tod ist Endigung und Anfang zugleich, Scheidung und nähere Selbstverbindung zugleich. Durch den Tod wird die Reduktion vollendet" (II, 417). Als ein vitales Kristallisationszentrum verbindet gerade der Tod alles Enden mit dem Anfangen, alles Ziel mit dem Ursprung. „Alles Leben endigt sich mit Alter und Tod" (III, 306).

Krankheit war – wie wir gesehen haben – zunächst als „ein wunderbares Produkt des Lebens", als eine Position innerhalb des Organismus, und eben nicht als ein durch quantitative Veränderungen von außen einwirkender kausaler Reiz aufgefaßt worden. Es sind auch im pathogenetischen Prozeß immer die körpereigenen Vorgänge, die das Ausmaß der äußeren Einflüsse bestimmen. Krankheiten sind im Grunde genommen – wie es hieß – immer nur Entzweiungen der Organe, Dissonanzen in einem biologischen Wechselspiel. Krankheit und Tod gehören daher ganz einfach zu den „menschlichen Vorzügen" (III, 444). (Das Manuskript spricht hier sehr deutlich von „Vorzügen", und nicht von „Vergnügen", wie bisher immer wieder gelesen – und damit fehlinterpretiert – wurde!).

„Tod ist nichts als Unterbrechung des Wechselns zwischen innerm und äußerm Reiz, zwischen Seele und Welt." Krankheit wäre demnach nichts anderes gewesen als ein „partieller Tod". Während somit Krankheiten eher als „partielle Überwältigungen" angesehen werden müssen, als „Individualveränderungen", ist der Tod die „Generalüberwältigung". Der Tod wird damit zum „Zentrum der Krankheiten" (III, 265). Krankgewordensein ist daher im Ansatz bereits eine „Annihilation des Todes" (II, 644), eine gradweise partielle Vernichtung in der Zeit als dem Sein zum Tode.

Die Intention zu Sterben und Tod hängt wiederum aufs engste mit der anthropologischen Lebenslehre zusammen; Krankheit gehörte ja zu den menschlichen Vorzügen, wie der Tod. Kranksein repräsentiert sich als Übergang in den Tod, in den jeweils eigenen Tod. „Leben ist der Anfang des Todes. Das Leben ist um des Todes willen". Der Tod kann daher zurecht als „das romantisierende Prinzip unsers Lebens" bezeichnet werden. „Der Tod ist negativ –, das Leben positiv. Durch den Tod wird das Leben verstärkt" (III, 559). Friedrich Schlegel hatte geglaubt (in einem Schreiben vom Anfang März 1799), daß Novalis aus seiner Einsicht heraus, daß „Tod und Leben eins sind" (IV, 525), als einziger in der Lage wäre, das Christentum „mit dem äußersten Realismus" zu behandeln.

Als „Merkmal der Krankheit" wird zuletzt aber auch jener „Selbstzerstörungsinstinkt" beschrieben, der in der romantischen Naturphilosophie eine dominierende Rolle spielen sollte und der dann schließlich als „Todestrieb" im Denken Sigmund Freuds zu einer zentralen Position im psychopathologischen System kommen konnte. In den Merkmalen jeder Krankheit wirkt sich dieser „Selbstzerstörungsinstinkt" aus, Selbstzerstörungsinstinkt ist ebenfalls „alles Unvollkommne – so selbst das Leben – oder besser der organische Stoff". Es kommt auch hier nach und nach wieder zur „Aufhebung des Unterschieds zwischen Leben und Tod", zur „Annihilation des Todes" (II, 644).

Es ist nur eine Konsequenz der durchweg als sinnvoll bejahten und in den vollen Sinnbezug des Lebens integrierten Krankheit, wenn nun auch der Tod aus ganzem

Herzen angenommen, angeeignet, einverleibt wird. Novalis spricht in seinem Enthusiasmus für Kranksein, Leiden, Sterben vom „notwendigen Anfang der innigeren Verbindung zweier Wesen", dem „notwendigen Anfang der Liebe". Der Tod wird demzufolge geradezu proklamiert als „eine nähere Verbindung liebender Wesen" (III, 389).

Es liegt im Zuge dieses Systems und seiner immanenten Dynamisierung, daß mit der Krankheit auch der Tod eingeplant ist in den Gesamtaufbau des Universums, in einer kosmischen Architektonik, die in immer höheren Lebensgraden zu ihrer Vollendung kommt. Krankheit und Tod sind „Mittel höherer Synthesis". Nur so kann der Tod „das Zentrum der Krankheiten" genannt werden, nur so erscheint er als Kristallisationspunkt der Neugeburt, als Moment einer immer wieder neuen Verwandlung.

„Tod ist Verwandlung – Verdrängung des Individualprinzips". Mit dem Sterben aber geht das Individualprinzip „eine neue, haltbarere, fähigere Verbindung" ein (III, 259). Im Schweben zwischen Nichts und Sein erst finden wir den wahren Begriff vom immer sich verwandelnden Leben.

Tod ist Verwandlung, die über das systemimmanente Wechselspiel im biologischen Stoffaustausch weit hinausreicht, eine Verwandlung vielmehr, die uns – metamorphotisch – wiederum einbindet in den kosmischen Bereich. An dieser Stelle nimmt Novalis, wie des öfteren schon, Anleihen aus den physikalischen Fragementen seines Freundes Wilhelm Ritter und seiner Ansicht der „Entstehung und Verschwindung der Stoffe", und dann weiter: „ Wer weiß, wo wir in dem Augenblick anschießen, in dem wir hier verschwinden? Muß denn auf allen Weltkörpern einerlei Art der Erzeugung sein? Der Einfluß der Sonne macht es wohl wahrscheinlich, daß es die Sonne sein könnte, wo wir wieder abgesetzt werden" (III, 559).

In derselben Art und Weise aber, wie unser körperliches Leben ein „Verbrennen" ist, könnte nun auch unser geistiges Leben als eine „Combustion" aufgefaßt werden, wobei in einer Parenthese der erstaunte Ausruf „oder ist dies gerade umgekehrt?" beigefügt ist. Der Tod wäre demnach so etwas wie eine „Veränderung der Kapazität" (III, 559). In der gleichen Weise nämlich, wie alle Natur moralisiert, individualisiert, vergeistigt und poetisiert sein will, muß nun auch „das System der Moral" wiederum zum „System der Natur" werden. Ein System transzendiert sich ins andere zu höherer Synthesis. „Alle Krankheiten gleichen der Sünde darin, daß sie Transzendenzen sind. Unsre Krankheiten sind alle Phänomene erhöhter Sensibilität, die in höhere Kräfte übergehn will" (III, 662).

Der Tod wäre es demnach, der „das gemeine Leben" so „poetisch" macht! Novalis spricht geradezu von der „verjüngenden Flut" des Todes, vom Tod als einer „höheren Offenbarung des Lebens". Das Sterben wäre demnach nicht nur das signifikante Merkmal für die zunehmende personale Kapazität unseres Geistes, für den Sieg des Geistes über die Natur, sondern auch ein Symptom für die wachsende Verleiblichung, für die leibhaftige Aufnahme unserer geistigen Existenz in das Leben. Der Mensch wird dann erst „gesund werden", wenn Trieb und Zug im Einklang stehen, Leben und Tod zur Synthese gekommen sind –, wie es in den „Hymnen an die Nacht" heißt: „Im Tode wird das ewge Leben kund, Du bist der Tod und machst uns erst gesund" (I, 147).

IV. Ausblick

Die Phänomenologie des Schmerzes und die Metaphysik des Todes sind sicherlich nur als ein Symptom dafür anzusehen, bis zu welchem Grade der Vergeistigung NOVALIS alle Erscheinungen des Krankseins hat steigern können; sie werden damit aber zum Kriterium für den existentiellen Wert von Kranksein und Sterben, zum Kriterium für alle Heilkunst, nicht zuletzt auch für eine Theoretische Pathologie. Eine solche, das Individuum transzendierende Krankheitslehre ist sicherlich legitimer Gegenstand der Theoretischen Pathologie.

Der Sinn von Kranksein war in den verschiedensten Kategorien und Dimensionen, auf dem intellektuellen Felde gleicherweise wie auf dem moralischen Sektor erlebt –, „im Gebiet der Moral, Religion und Gott weiß, in welchem wunderbaren Gebiete noch". Diesen so „höchst wichtigen Gegenstand der Menschheit" wollte NOVALIS nicht nur in der Theorie kennen lernen, sondern auch – in seinem Programm einer „Heil-Kunst" – benutzen; hier vor allem ließen sich seiner Meinung nach „gewiß unendliche Früchte ernten". NOVALIS stellte sich – mit großer Entschiedenheit – die Frage: „Wie, wenn ich Prophet dieser Kunst werden sollte?" (III, 667).

Aus diesen Grundzügen einer Theoretischen Pathologie können jetzt schon einige Schlußfolgerungen gezogen werden, revolutionäre Konsequenzen im Grunde genommen, die wir hier nur noch andeuten können. Eine so pragmatisch ausgerichtete Kunst wie die Medizin kann nicht gedacht werden ohne eine breitangelegte Theorie. Im Mittelpunkt dieser Theorie, besser noch: Philosophie der Medizin aber steht nicht die Krankheit, überhaupt kein Objekt, sondern das leidende Ich, das kranke Subjekt in seiner Betroffenheit. Gesundsein und Krankwerden sind dabei immer nur als ein leibhaftiges Phänomen aufzufassen, und sie intendieren eine eigenständige Philosophie des Leibes. Ihrer philosophischen Idee nach ist die Medizin daher – wie bei HILDEGARD VON BINGEN, wie bei PARACELSUS – eine kosmologisch orientierte Anthropologie.

Nur am Rande können in diesem thematischen Zusammenhang die weitreichenden therapeutischen Konsequenzen einer solchen Theoretischen Pathologie angedeutet werden. Aus der „Lebensnaturlehre" baut die medizinische „Lebenskunstlehre" eine „Lebensordnungslehre" auf, die „Kunst der Konstitutionsbildung". Während nämlich die empirische Heilkunst nur die „Vorschriften zur Erhaltung und Restauration" des Lebens enthält, betreibt der Arzt als „Künstler der Unsterblichkeit" die eigentliche, „die höhere Medizin". Er betreibt die Medizin als „höhere Kunst", als die „synthetische Kunst".

Diesem Anspruch gegenüber kann „die gemeine Medizin" nicht mehr als bloßes „Handwerk" sein: „Sie hat nur das Nützliche im Sinn". Die höhere Medizin aber intendiert den humanen Bildungsprozeß im ganzen. „Jede Krankheit, jede Verletzung sollte benutzt werden können zu jenem großen Zwecke".

Unter dem Aspekt einer solchen „Philosophie der Medizin" kann FRIEDRICH VON HARDENBERG dann auch sehr souverän die Maxime aufstellen: „Je mehr die Heilkunde Elementarwissenschaft jedes Menschen werden, je größere Fortschritte die gesamte Physik machen und die Heilkunde sie benutzen wird . . ., desto leichter wird jener Druck, desto freier die Brust des Menschengeschlechtes werden". Daraus der lapidare Schluß: „Jetzt suche jeder einzelne zur beschleunigenden Annäherung dieser glücklichen Zeit das Übel an der Wurzel anzugreifen, er studiere Medizin und beobachte und forsche

– und erwarte mehr gründlichen Nutzen von der Aufklärung seines Kopfs als von allen Tropfen und Extrakten" (III, 474f.).

Krankheit und Tod sind in dieser Philosophie der Medizin zu vitalen Momenten einer universellen Verwandlung geworden, die immer nur auf höheres Leben aus ist, auf Synopsis und Synthesis. So löst sich eine jede Organisation notwendig, wenngleich leidend auf, um in eine neue, höhere überzugehen. So können und müssen auch Krankheiten ein „Mittel höherer Synthesis" sein. So ist die ganze Heilkunde schließlich „ebensowohl Machungs- als Vernichtungskunsttheorie". In Tod und Krankheit vollzieht das Leben seinen stetigen Übergang in „höhere Kräfte" (III, 662/3). Alles leidende Leben ist letztlich nur Hinweis auf den Prozeß einer unendlichen Verleiblichung. Alles Leben will durch den Tod hindurch zu einem höheren Leib finden. Nur so versteht man den tiefsinnigen Vers aus der „Abendmahlshymne", wo es heißt: „Wer hat des irdischen Lebens/Hohen Sinn erraten?" . . . und dann weiter: „Einst ist alles Leib,/*Ein* Leib"!

D. Aufriß eines Themenkatalogs

I. Vorschlag W. Doerr

Theorie des Krankheitsbegriffes
Begriff der Diagnose und der Entité morbide
Sprache und Gestalt
    Das „Kunstwerk" einer pathologisch-anatomischen Diagnose (post autopsiam)
    Mathematische Logik und formalisierte Sprache
Gibt es Krankheiten auch der nicht-belebten Welt?
Anthropologische Pathologie
    Welche Krankheiten sind allein menschenspezifisch?
    Anthropologische Voraussetzungen der Alterung
    Anthropologische Gründe großer Organkrankheiten, z. B. des Herzinfarktes:
    Die Heterochronie des menschlichen Herzens, Störanfälligkeit des linken Ventrikels
    aus Gründen einer phylogenetischen Unreife
Homologiebegriff und pathologische Anatomie
    Ideenlehre und GOETHEscher Typus
Pathomorphose
Pathologie und biologische Zeit
    Zyklische Infektionskrankheiten
    Theorie der Inkubationszeit
    Pathologie der Lebensalter
Intuition und plausibles Schließen
Modellbegriff und Krankheitsforschung

II. Vorschlag H. Schipperges

Funktion und Wandel des Krankheitsbegriffes
    Historische Krankheitskonzepte
    Grundlegung und Ausweitung des Krankheitsbegriffes
    Normative Wertungen und ethische Dimensionen
Die Dimension „Zeit" in der Theoretischen Pathologie
    Probleme um Raum-Gestalt und Zeit-Gestalt
    Zeit als „causa corruptionis" in der Scholastik
    Die Zeit-Struktur (ens astrale) bei Paracelsus
    Dimensionen der Zeit in der modernen Philosophie

E. Arbeitskreise für Theoretische Pathologie
– Perspektiven und Programme –

H. Schipperges

Am 21. April 1978 hat sich in der Heidelberger Akademie der Wissenschaften eine „Kommission für Theoretische Pathologie" konstituiert, die sogleich eine „Forschungsstelle für Theoretische Pathologie" ins Leben gerufen hat. Ihr wurden eine Reihe von Arbeitskreisen angeschlossen, die unter Federführung eines Akademiemitglieds thematisch und personell wie folgt ausgegliedert wurden:

I. Begriffsgeschichtliche und sprachanalytische Studien
    Doerr (federführend)
    Duspiva
    Schaefer
    Schipperges
II. Historische Modelle
    Schipperges (federführend)
    v. Engelhardt
    Henkelmann
    Seidler
III. Theorie der Modelle
    Schaefer (federführend)
    Doerr
    Duspiva
    Hassenstein
IV. Theoretische Psychopathologie
    Peiffer (federführend)
    Janzarik
    Kindt
    Schmitt

Die zur Diskussion gestellten Arbeitskreise sollten zunächst als ein Provisorium verstanden werden, um sich in einer Probelaufzeit zu artikulieren und zu bewähren. Sie dürfen und sollen sich thematisch verzahnen und personell überlappen. Sie tragen damit – bei allem programmatischen Aufriß – einen transitorischen Charakter.

Arbeitskreis I: Begriffsanalytische und sprachanalytische Studien

Der Arbeitskreis trägt sich vor dem Hintergrund eines begriffsgeschichtlichen Spektrums mit der Absicht, sprachanalytische Studien zu Phänomenen der Theoretischen Pathologie aufzubauen. Er geht aus von der Problematik formalisierter Sprachen, analysiert das Verhältnis und die vielfältigen Beziehungen von Informatik und Krankheitsforschung und stellt sich der Frage nach einem terminologisch verbindlichen Thesaurus.

Der Begriff „Theoretische Pathologie" sollte dabei durchaus nicht als selbstverständlich angenommen oder gar dogmatisch gehandhabt werden. Er wird in seiner Konzeption näher zu begründen und durch eine Reihe weiterführender Analysen zu begleiten sein. Wir haben bereits eingangs daran erinnert, daß dieses Konzept nicht von heute und gestern stammt, vielmehr auf eine beständig sich verdichtende, in der Neuzeit aber auch verfallende Tradition zurückzuführen ist.

Schon ARISTOTELES hat mit „pathos" alles das bezeichnen wollen, was einem Ding widerfahren ist und wodurch es verändert wurde. Pathologie wäre demnach die Lehre vom veränderten Sein, genauer die Lehre von den gestörten und abweichenden Funktionsabläufen. Die Pathologie fragt nach den Erscheinungen der pathologischen Veränderungen (= Nosologie), nach ihren Ursachen (= Ätiologie), nach dem Verlauf (= Pathogenese) wie auch nach den einzelnen Formen (= Spezielle Pathologie). Als Pathologische Anatomie untersucht und bestätigt sie die Formveränderungen, die der Kliniker beobachtet hatte. Sie kontrolliert schließlich diese Veränderungen an der Leiche, indem sie zur klinischen Krankengeschichte ihr abschließendes Sektionsprotokoll gibt.

Wir dürfen aber auch an das erinnern, was RUDOLF VIRCHOW im Leitartikel zum ersten Band seines Archivs (1847) wie folgt formuliert hat: „Der Standpunkt, den wir einzuhalten gedenken, . . . ist der einfach naturwissenschaftliche. Die praktische Medizin als die angewendete theoretische, die theoretische als pathologische Physiologie ist das Ideal, dem wir, soweit es unsere Kräfte gestatten, zustreben werden". Nach diesem Ideal einer „Pathologischen Physiologie" – das am ehesten unserem Begriff der „Theoretischen Pathologie" nahekommt – hat nicht zuletzt auch die anthropologisch orientierte Medizin unablässig gesucht.

So schreibt LUDOLF VON KREHL noch 1933: „Mein ursprünglicher Plan war, die Behandlung innerer Krankheiten nach den Grundsätzen der pathologischen Physiologie darzustellen. Ich träumte den Traum, den der große MAGENDIE vor 100 Jahren träumte . . . Mit Schmerz muß ich sehen, daß solche Darstellung nicht möglich ist . . . Es zeigte sich: Nur in einem Bruchteil der Fälle stimmt die Form der Überlegung, die uns als Ärzte in der Krankenbehandlung leitet, mit der in der pathologischen Physiologie verwendeten überein. Das heißt, verhältnismäßig nur wenige Kranke, und dann immer nur bei einem Teil ihrer Störungen, behandeln wir auf Grund biologischer Kenntnis der Naturvorgänge, gewissermaßen als zwingende Folge der Betrachtungen, wie sie in der pathologischen Physiologie angestellt werden. Viel häufiger kommen für die Therapie andere Anschauungsformen in Betracht, so daß also dieser letzte Teil meines „opus tripartitum" nicht, wie ich ein halbes Leben lang wünschte und hoffte, eine Konsequenz, sondern eine Ergänzung der pathologischen Physiologie darstellt".

Um sich der ganzen Konsequenzen eines solchen Gedankenganges bewußt zu werden, muß man sich noch einmal die Situation auf dem Gebiet der naturwissenschaftlichen Medizin um die Jahrhundertwende vor Augen führen. In all die mechanistischen Vorstellungen um das Krankheitsgeschehen und die Heilungsvorgänge tritt etwas ganz Neues ein, ein Novum, das alles Morphologische und auch noch das Funktionelle umgreift. KREHL bezeichnet es zunächst als das Ärztliche, das ihm ein „Mehr" bedeutet als alles bisher Untersuchte: „Nur scheinbar erschöpft die Betrachtung der körperlichen Grundlage das letzte Verständnis dessen, was wir Krankheit nennen".

Eine noch so fortgeschrittene Naturwissenschaft wird wohl darauf verzichten müssen, Begriffe wie Gesundheit und Krankheit oder auch nur den Begriff des Normalen und damit Anormalen einer Klärung zuzuführen. Und dies, obschon jedes Studium der Medizin und alle Praxis des Arztes lebenslang nur um diese Begriffe kreisen werden. Völlig normal – ist das überhaupt etwas, was man sich und andern wünschen soll? Leben wir nicht alle am besten an den Rändern unserer Existenz, unter Druck und im Stress, gegen die großen Strömungen des Lebens? Ist nicht das Scheitern in der Grenzsituation geradezu als ein Charakteristikum unseres Daseins erkannt worden? JASPERS hat das ausführlich erörtert und auch ORTEGA Y GASSET in seinem Essay: „Um einen Goethe von innen bittend". Der Philosoph PETER WUST hat sein Buch „Ungewißheit und Wagnis" unter das tragende Thema der „insecuritas humana" gestellt. In allen drei Ebenen der Existenz, der ökonomischen und wissenschaftlichen wie auch der religiösen, haben wir keine Sicherheit, vielmehr wachsende Unsicherheiten zu bestehen und immer neu das Wagnis zu leisten. Wir hängen an der Angel des alten Fischergottes, wie PAUL CLAUDEL das beschrieb; wir spüren den Jagdhund des Himmels auf unserer Fährte, wie FRANCIS THOMSON das besang. Wie uns überhaupt die Dichter am ehesten darüber etwas zu sagen wissen, was nun normal sei und was krankhaft. Und das Fragen selbst schon: welch eine Tragödie, welches Pathos!

Arbeitskreis II: Historische Modelle

Mit den historischen Modellen greifen wir auf den Begriff einer „Historischen Pathologie" zurück, einen Begriff der deutschen Romantik, dem um die Mitte des vorigen Jahrhunderts jedoch eine höchst aktuelle Bedeutung beigemessen wurde. Der französische Medizinhistoriker und Herausgeber der „Opera Hippocratis" ÉMILE LITTRÉ (1801–1881) hat besonders eindringlich auf die Zukunftsaufgaben dieser Disziplin hingewiesen, wenn er schreibt: Die historische Pathologie ist eine „noch im Anfangsstadium steckende Wissenschaft, deren Weiterentwicklung eine der intellektuellen Aufgaben des 20. Jahrhunderts sein wird". Diese thematische Matrix ist von der Medizingeschichtsschreibung der letzten hundert Jahre nur vereinzelt aufgegriffen worden; sie konnte nirgendwo systematisiert werden. Immerhin scheint der Zeitpunkt gekommen, die vorliegenden historischen Modelle zu bündeln, heuristische Leerräume aufzusuchen, um daraus neben weiterführenden Einzelanalysen auch charakteristische Themengruppen auszubauen, so etwa die humoralpathologischen Konzepte in Antike und Mittelalter oder die eklektizistischen Pathologien in Aufklärung und Romantik.

An historischen Modellen befinden sich z. Zt. in Bearbeitung:
● das Krankheitskonzept der antiken Medizin
● Deutung von Kranksein im christlichen Mittelalter
● das Kategorialsystem von Kranksein bei PARACELSUS
● Krankheitskonzepte in Aufklärung und Romantik
● die Lehre von der Krankheit bei VIRCHOW
● die Rolle der Pathologie auf der Naturforscherversammlung.

Arbeitskreis III: Theorie der Modelle

Mit einer möglichst umfassenden Theorie konzeptualisierter Krankheitsbegriffe soll versucht werden, ein verbindliches Modell einer anthropologisch orientierten Pathologie zu entwerfen. Auch hierzu nur einige vorläufige und allgemeine Leitlinien! Daß auch Krankheiten es in erster Linie mit Urphänomenen wie „Raum" und „Zeit" zu tun haben, daß sie daher historisch ebenso systematisch wie auch geographisch zu analysieren seien, das ist weitgehend aus dem Bewußtsein der Ärzte verschwunden. Für HIPPOKRATES war es ganz selbstverständlich, daß jeder kranke Mensch mit seinem Milieu und in seiner Umwelt aufzusuchen und zu heilen sei. Er stellte daher Untersuchungen an „Über Lüfte, Wasser und Orte", und er schrieb seine „Epidemien".

Einem frühmittelalterlichen Arzt war es selbstverständlich, daß er das volle Spektrum der „Artes liberales" zu erlernen hatte und mit den trivialen Künsten (Grammatik, Dialektik, Rhetorik) auch das Quadrivium: neben Arithmetik und Astronomie vor allem die „musica" und die „geometria", eine Proportionskunde der kleinen wie der großen Welt. Hier hatten die Krankheiten noch ihren „Ort" im kosmischen System! Und ebenso fand im hohen und späten Mittelalter die Medizin — nach ARISTOTELES und mit AVICENNA ihre Wissenschaftssystematik in der „Physica", die ebenso unmittelbar mit der „Ethica" verknüpft blieb wie mit der „Oeconomia". Noch in ZEDLERS Universallexikon (Mitte 18. Jahrhundert) läuft die Physiologie unter „Oeconomia animalis", als die Lehre vom gesunden Lebewesen, die erst das Kriterium abgibt für alles Kranksein. Die moderne Medizin erst hat sich mit einer nominalistischen Systematisierung von Krankheiten, mit einer bloßen Nosologie, begnügt, ohne nach einem Sinn zu fragen oder auch nur nach ihrem Ort in der Welt. Man hatte sich seit dem 18. Jahrhundert bei einer rein deskriptiven Pathologie beruhigt, so schon SAUVAGES (1731), so SYDENHAM mit seiner „Nosologia methodica" (1763), ähnlich CULLEN und PLUQUET bis zu WUNDERLICH und anderen, die Kranksein alle nur noch in eine abstrakte Regie zu nehmen wußten.

Am Ausgang des 18. Jahrhunderts war aber auch noch jene ältere, klassische, eine so großangelegte ökologische Heilkunde gesehen worden, in JOHANN PETER FRANKS Antrittsrede etwa von der „Armut als der Mutter der Krankheiten" wie auch in seiner „Medizinischen Polizei", in HUFELANDS „Makrobiotik" und FEUCHTERSLEBENS „Kalobiotik", in LUDWIG FINKES Medizinischer Geographie vor allem, die noch einmal 1860 von AUGUST HIRSCH in seinem, „Handbuch der historisch-geographischen Pathologie" aufgenommen wurde. Dann aber — seit genau hundert Jahren — ist diese Tradition zu Ende, eliminiert durch ein naturwissenschaftliches Modelldenken und beschränkt auf eine eindimensionale Bakteriologie und Virologie, die aber auch nichts mehr zu tun haben mit den großartigen Konzepten einer Hygiene, jener Lehre von der Gesundheit, die seit 2000 Jahren vorrangig gewesen war und wesentlich wichtiger als eine noch so optimale Versorgung von Kranken.

Arbeitskreis IV: Theoretische Psychopathologie

Eine Theoretische Psychopathologie ist erstmals — abgesehen von Vorläufern und Irrläufern seit der Romantischen Medizin — durch die „Allgemeine Psychopathologie" von KARL JASPERS im Jahre 1913 methodisch und thematisch grundgelegt worden. In der

Auseinandersetzung mit JASPERS wie auch im Rahmen einer sich phänomenologisch verstehenden Psychiatrie hat sich gerade in unserer Generation ein ganzes Spektrum theoretischer Spekulationen bilden können. Wir greifen zur Einführung in den Arbeitskreis nur *einen* Aspekt heraus, das Konzept einer daseinsanalytischen Pathologie.

In jüngster Zeit hat der Zürcher Psychiater MEDARD BOSS versucht, in seinem „Grundriß der Medizin und Psychologie" (Bern, Stuttgart, Wien 1975) das Seinsdenken von MARTIN HEIDEGGER für eine Grundlegung der Medizin fruchtbar zu machen. Eine wesentliche, in ihren Voraussetzungen wie Folgerungen umstrittene Rolle spielt in dieser Theorie der Medizin die „Daseinsanalytische Pathologie". Wir dürfen etwas näher auch auf dieses Konzept eingehen, zumal es nicht nur das Interesse des Philosophen, sondern auch der Mediziner und Psychologen gefunden hat (HOLZHEY-KUNZ, 1978).

Mit HEIDEGGER versucht BOSS, die subjektivistische und damit anthropozentrische Anthropologie zu hinterfragen und in einer tieferen Schicht grundzulegen. Er findet den anthropologischen Grund nicht im vordergründigen „Sich-Beziehen" des Menschen, sondern in einem jeweils bereits „Bezogen-Sein" durch das Begegnende. Was uns nämlich begegnet und damit anspricht und in Anspruch nimmt, was immer nur sich vorstellt und angeht, ist das ursprüngliche Verhältnis von Mensch und Begegnendem, ist – mit einem Wort – das Seiende. Was das menschliche Verstehen, und nicht nur das Verstehen, sondern das gesamte Verhalten des Menschen verbindlich macht, ist immer nur die Anwort auf einen Zuspruch.

Von hier aus gewinnt nun auch die Theoretische Pathologie eine überraschend neuartige Dimension. Menschliches Verstehen ist ja im Grunde weniger ein Entwerfen als ein „Hinnehmen und Annehmen", ein „Sich-Offenhalten", eine Existenzweise also in einem durchaus pathischen Bezug. Von diesem ursprünglichen – einem nicht-subjektivistischen – Verhältnis aus kann auch eine Ordnung aller nur möglichen Krankheitsformen nach einem einheitlichen Prinzip aufgestellt werden und damit eine höchst originelle Auslegung des Krankseins. Was damit überwunden werden könnte, wäre zunächst einmal das traditionelle verobjektivierende Denken, dem wir nicht zuletzt die verhängnisvolle Trennung in körperliche und seelische Krankheiten anzulasten haben. Im Rückgang auf die nicht-subjektivistischen Wesenszüge des Bezogen-Seins und der Offenständigkeit läßt sich nunmehr alles Kranksein vom menschlichen Dasein als Ganzem her verstehen. Wir gewinnen in dieser Theoretischen Pathologie ein Kategorialsystem, in das sich alle Krankheitsformen einordnen lassen, und zwar nach folgenden Kriterien: 1. Krank-Sein ist zunächst und zuoberst eine Beeinträchtigung des Leiblich-Seins, einer Leiblichkeit, in der allein Menschliches existiert. 2. Krank-Sein ist weiterhin eine auffällige Störung in allen Vollzügen menschlichen Gestimmtseins. 3. Krank-Sein ist eine wesentliche Beeinträchtigung des „Sich-Einräumens" und „Sich-Zeitigens", und damit der beiden Fundamentalkategorien unseres „In-der-Welt-Seins". 4. Krank-Sein ist mit diesen Beeinträchtigungen aber auch eine Störung im Vollzug des Grundcharakters menschlicher Existenz: im Offenständig-Sein und damit der Freiheit des Da-Seins.

Soweit zu diesem Kategorialgefüge, in dem die Wesenszüge des Menschen, seine Leiblichkeit und sein Miteinandersein, seine Räumlichkeit und Zeitlichkeit, sein Gestimmtsein und sein Gedächtnis, seine Geschichtlichkeit und damit auch Sterben und Tod so wesenhaft beeinträchtigt sind. Krankgewordensein vollzieht sich somit immer in einer Dimension, in der die tragenden Wesenszüge des Menschen nur noch defizient vollzogen werden. Kranksein ist – wie in der mittelalterlichen Scholastik – wesenhaft ein

„modus deficiens". Krankheit kann immer nur als ein Minus, ein Privativum bezüglich der Norm, als Defizienz und Devianz verstanden werden, als ein Nichtmehrvollziehenkönnen angeborener Verhaltensmöglichkeiten.

Da es sich in jeder nur möglichen Krankheitsform aber immer um die Beeinträchtigung eines Wesenzuges im Menschen handelt, wäre die traditionelle Kluft zwischen psychischen und somatischen Erkrankungen überwunden. Aus der Sicht einer Daseinsanalytischen Pathologie müßte sich – so MEDARD BOSS – die Rede von sogenannten psychosomatischen Krankheiten als ein Unding erweisen. „Zum leibhaft betonten Krank-sein gehören nicht nur sämtliche irrtümlicherweise somato-psychisch genannten Gesundheitsstörungen, sondern auch alle ‚psychosomatisch' genannten Leiden". Im Grunde handelt es sich immer nur um die Beeinträchtigung des „Leibens" bestimmter Weltbezüge eines Menschen. Krankheit wäre demnach nichts anderes als gestörtes Leiben eines Weltbezuges.

F. Ausblicke

H. Schipperges und W. Doerr

In der „Isagoge in medicinam" hatte die Pathologie, ausgerichtet auf „Theorica" und „Practica", im Mittelpunkt einer Medizin gestanden, der die Physiologie nur *vorgelagert* war. Sie hatte sich *in praxi* auszurichten auf die Therapeutik, das System zur Erhaltung von Gesundsein und der Beseitigung von Krankheiten.

RUDOLF VIRCHOW hatte im ersten Band seines Archivs (1847) ein Gebiet der theoretischen Medizin konzipiert, das er „Pathologische Physiologie" nannte. Mit dieser hoffte er, die Kluft zwischen Praxis und Theorie überwinden zu können. Die pathologische Physiologie ist nach VIRCHOWS Worten die „wahre Theorie der Medizin". Ihr gegenüber spielen klinische Medizin und pathologische Anatomie nur die Rolle einer „Vorhalle" der „eigentlichen" Heilkunde; VIRCHOW nannte sie bekanntlich die „Außenwerke" einer Festung.

In seinen Bemühungen, die „Veste" (wie er schrieb) zu erstürmen, bescherte er der Nachwelt eine Reihe wesentlicher *Impulse* und *Begriffe:*

1. Wenn es überhaupt möglich sei, das Menschengeschlecht zu veredeln, so seien die Mittel hierzu *nur* in der Medizin gegeben. So weit hatte sich schon DESCARTES ausgesprochen. Was VIRCHOW neu hinzufügte, war die Aufgabe des öffentlichen Gesundheitsdienstes, der Seuchenbekämpfung, der Besserung der sozialen Verhältnisse und der politische Aspekt. – So würden dereinst der Physiologe und der Arzt zu den Weisen gezählt und die Medizin würde *„die Wissenschaft vom Menschen"* werden!

2. *Das* Mittel auf dem Wege zum Ziel sei das *Einheitsdenken* des gebildeten Menschen, welches aus Naturwissenschaft, Entwicklungslehre und Soziallehre resultiere. VIRCHOWS *Zellenlehre* galt als das für eine tatsachengerechte Naturlehre notwendige Prinzip. VIRCHOWS *Soziallehre* implizierte den Gedanken einer freiheitlichen staatlichen Verfassung. VIRCHOWS *Entwicklungslehre* aber ermöglichte den wahren Fortschritt im Sinne der lebendig *fort*schreitenden Erscheinungen auf allen Wissensgebieten.

3. In der Fernwirkung VIRCHOWscher Thesen gehen wir heute stillschweigend davon aus, daß das letzte Ziel der Menschheitsentwicklung die *Konstituierung der Gesellschaft* auf physiologischer Grundlage sei.

Damit die pathologische Physiologie den ihr gebührenden Platz im Zentrum der wissenschaftlichen Medizin einnehmen könne, war nach VIRCHOWS Worten die Einführung der „Zeit" in das Wissen um die „Körper" erforderlich. „Die eigentliche Wissenschaft hebt erst mit der Geschichte der Körper an ... Unsere Aufgabe besteht darin, Dinge, die bloß räumlich nebeneinander stehen, in ein zeitliches und ursächliches Verhältnis zu bringen." – Dies sei die wirkliche Aufgabe der pathologischen Physiologie.

Die *Theoretische Pathologie* stellt ein übergeordnetes Bezugssystem dar, eine steuernde Ordnungskategorie. Sie ist *mehr* als „nur" pathologische Physiologie. *Wie kommt dies?* Dies rührt daher, daß sich „unsere" Pathologie in besonderem Maße mit anthropologischen Fragestellungen auseinandersetzt. Wir folgen gern Max SCHELER auf der Suche nach der „Stellung des Menschen im Kosmos". Wir Pathologen sind, wie RÖSSLE dies charakterisierte, „neugierig bewegt, jedoch einseitig vertieft". Unsere „Bewegung" sucht nach der „Idee vom Menschen", unsere „Vertiefung" ist die Folge einer bestimmten methodischen Bindung, ohne die keine speditive Arbeit möglich ist. Wir haben längst verstanden, daß sich der Begriff „Organismus" nicht im „Werkzeugdenken" erschöpft. Wir haben es aber ständig mit der Erarbeitung von *„Bedeutungsbeziehungen"* zu tun. Die Gesetzmäßigkeit der Bedeutungsbeziehungen ist im Augenblick weitgehend unverstanden. Ihre Erkennung ist der letzte und höchste Gegenstand der Pathobiologie.

Wie erinnerlich, hob das prinzipielle *scholastische Axiom* darauf ab, daß es eigentliche pathologische Prozesse gar nicht geben könne. Krankwerden sei kein Geschehen, sondern ein Unterbleiben, ein „modus deficiens", also ein Unterbleiben komplexer Natur. Diese Komplexität hat die Medizin von heute nur zum Teil erfaßt. Was im Text der aktuellen Approbationsordnung für Ärzte als historischer Prüfungsstoff in der „Allgemeinen Krankheitslehre", und zwar als Paraphrase angeklungen war, ist ungenügend und bedarf der architektonischen Ausformulierung. So könnte ein Programm für die ganze medizinische Forschung jenseits der ärztlichen Grundausbildung konturiert werden. Erforscht und gelehrt werden sollten hiernach die „kulturellen und sozialen Grundlagen des ärztlichen Denkens, Wissens und Handelns". Zu den empirisch-analytischen Methoden hätten demnach die historisch-hermeneutischen zu treten, also Grundmethoden des Denkens und Handelns, auf die ein Beruf nicht verzichten kann, der sich den „Dienst an der Gesundheit des einzelnen Menschen und des ganzen Volkes" (§ 1 der Bundesärzteordnung) zur Aufgabe gemacht hat.

VOLKHOLZ (1974) hat dem modernen Gesundheitssystem vorgeworfen, daß es kein System „aus eigener Logik" sei. Das trifft naturgemäß für jedes soziale System zu, das einerseits auf ein gesellschaftliches Gesamtsystem bezogen ist, andererseits den Belangen des Individuums zu dienen hat. Eine *Theoretische Pathologie* wird sich daher in besonderem Maße den erkenntnistheoretischen Grundlagen der Medizin als einer „Handlungswissenschaft" zuwenden müssen, wobei zu leisten wären:

1. ein geisteswissenschaftlicher Aufriß der Medizin als Physiologie, Pathologie und Therapeutik;
2. ein Aufhellen und Bereitstellen des hermeneutischen Instrumentariums des ärztlichen Denkens und Wissens;
3. ein Durchleuchten der Bezüge zur mathematischen Logik als der Basis jeder exakten Wissenschaft;
4. eine Anbindung an die naturwissenschaftlichen Grundlagen der Medizin als Heilkunde und Heiltechnik.

Die Sehnsucht der Pathologie nach einer geisteswissenschaftlichen Neuorientierung wurde aus den Präsidialansprachen von HUECK (1931), DOERR (1972) und GRUNDMANN (1979) deutlich[6].

---

[6] Auf den Jahrestagungen der Deutschen Gesellschaft für Pathologie, cf. die Verhandlungsberichte. Jena und Stuttgart: Gustav Fischer.

Die Pathologie als eine „Anthropologie des Krankhaften" wird sich dabei mit den „res naturales" – den somatischen Bedingungen – *und* den „res non naturales" – den Bedingungen der menschlichen Daseinsstilisierung – befassen müssen, also mit *Natur* und *Kultur*. Die Natur läßt die Erscheinungen fließen, *wir* sind es, die eine Ordnung aufstellen.

Theoretische Pathologie ist *keine* molekulare Pathologie. Seit es eine makromolekulare Chemie gibt, begegnen Ultrastrukturforschung und Pathochemie einander auf Schritt und Tritt. Die jüngeren Naturforscher, fasziniert von der Welt des Meßbaren, möchten die Aussagekraft ihrer Forschungsergebnisse nach den Regeln der Informatik bestimmen. Sie möchten am liebsten die Menge des Mitgeteilten in „bit" (*b*inary dig*it*) ausdrücken. „Bit" bedeutet die Anzahl der Primärentscheindungen. Diese Informationseinheiten besitzen und bringen aber auch eigene echte sowie neue Schwierigkeiten. Binärentscheidungen setzten voraus, daß sie *alternativ* dargestellt werden können. Dies bedeutet aber, daß pathologisch-anatomische Begriffsbildungen mit einer *Mehrwertlogik* belastet sein müssen.

Molekularpathologen, welche wissenschaftlich *vorwiegend* auf der Stufe des makromolekular-subzellularen Lebens arbeiten, begeben sich leicht grundsätzlicher Aspekte. Die makromolekulare Stufe des Lebens nennt A. PORTMANN (1970) die *apparative*. Sie macht uns reich an Wissen um biotechnische Einzelheiten. Hiergegen ist solange nichts einzuwenden, als „Technik" ein Mittel der „Selbstdarstellung des Menschen" ist. Die ausschließliche Beschäftigung mit der apparativen Stufe macht uns arm, denn sie gibt uns keinen Begriff von der *Innerlichkeit*. Das Besondere der lebenden Gestalten ist deren „Innerlichkeit". Hierunter versteht PORTMANN die Übersetzung der Ergebnisse der Forschung, z. B. der morphologischen, und zwar aller Dimensionen in die Formensprache einer Sphäre, welche jenseits der visuellen Anschauung liegt.

Es wird nicht bestritten, daß der menschliche Körper in seinen morphologischen und funktionellen Einzelheiten wie ein physikalisches oder biochemisches Modell beschrieben werden kann. Es wird aber betont, daß eine solche Analyse *einen* komplementären Aspekt verbirgt. Es handelt sich um die *thematische Ordnung* der leiblichen Phänomene. Dies aber ist der springende Punkt (CANNON, 1932; BUYTENDIJK, 1967). Denn Ordnung ist weder Kraft noch Energie noch Stoff. Sie bedarf dieser aber, um sich zu manifestieren.

Der menschliche Körper ist das sich strukturierende Sein des Subjektes. Die Strukturanalyse des Körpers (Anatomie) und die Kausalanalyse (Physiologie) lassen nur die Bedingungen einer Leistung, gleichsam die apparativen Voraussetzungen seines Verhaltens erkennen. Man kann also aus der pathologischen Anatomie und Physiologie nicht das menschliche Verhalten in Tagen der Krankheit erklären, aber die Bedingungen seiner Möglichkeiten und Unmöglichkeiten. Ebensowenig aber ist es Seele oder Geist, die statt dessen als Erklärungsprinzipien gelten dürfen. Jede Besinnung auf das Menschliche kann dieses immer nur als *intentionales Dasein* kennenlernen. *Die menschliche Lebensform erscheint in ihren Grundlagen wesentlich bestimmt von den ästhetischen Grundfunktionen der geistigen Haltung.* Menschliches Selbstverständnis umfaßt des Menschen Möglichkeiten, nicht ihn selbst (P. CHRISTIAN, 1969; DOERR, 1978).

Was die Pathologie als Theoretische entwickeln müßte, ist eine umfassende „*Pathologie des Alltags*". RÖSSLE hatte immer wieder hierauf aufmerksam gemacht (1940). Dabei käme es darauf an, nach dem heuristischen Modell der „sex res non naturales", die

Grundbedürfnisse und Gewohnheiten des Alltags, den gesunden wie kranken Lebensstil unserer vierundzwanzig Stunden zu analysieren. Der Lebensraum des Menschen ist durch seine „soziale Natur" mitbestimmt. Sein Schicksal hängt wahrscheinlich weniger von der Physikochemie konventioneller causae peccantes als von gesellschaftlichen Bedingungen ab. Die Bedürfnisse des Menschen sind daher nur angesichts der erbmäßig determinierten optimalen Lebensbedingungen als objektiv festlegbar anzusehen. Sie gehen aber über die leiblichen Bedürfnisse auch hinsichtlich definierbarer Daten hinaus. Der Wandel der gesellschaftlichen Welt ist demnach nicht nur ein Risikofaktor der Gesundheit, sondern bringt auch eine *neue Phänomenologie* des Krankseins hervor.

Es steht für uns außer Frage, daß sich die Pathologie, ganz gleich von welcher Seite und mit welchen Mitteln sie betrieben wird, in einer starken Metamorphose befindet. Auf der einen Seite muß und soll sie Daten auffinden und diagnostisch verarbeiten, auf der anderen Seite wird sie sich zu einer Theorie erheben, welche einer Verhaltens-, Lebens- aber auch Todeslehre nahe kommt.

Diese Entwicklung hat mit LUDOLF KREHL begonnen: Die Fortentwicklung des medizinischen Weltbildes liegt in dem Eintritt der Persönlichkeit des Kranken als Forschungsobjekt begründet. Dieser *Subjektivismus,* bezogen auf das Subjekt des Kranken, oder *Personalismus,* bezogen auf die Persönlichkeit des Kranken, ist ein spezifischer Wesenszug der KREHLschen Krankheitsforschung und darüber hinaus der ganzen damaligen Heidelberger Schule. Durch diese methodische Haltung wird die der modernen Medizin innewohnende Dialektik sichtbar, daß sie nämlich den Menschen in wissenschaftlichen Bezügen interpretieren muß, ihn aber gerade in diesen nicht erreichen kann.

HÖLDERLIN läßt seinen Empedokles sprechen (KRANZ): Oh ewiges Geheimnis, was wir sind und suchen, können wir nicht finden, und was wir finden, sind wir nicht!

Man kann dies – distanziert gesehen – als *methodischen Indeterminismus* bezeichnen, als Ursache für die unsterbliche Aktualität des die moderne Pathologie bestimmenden Spannungsfeldes. KREHLscher Personalismus und v. WEIZSÄCKERS *basale Anthropologie, Bipersonalität* und *Soziologie* haben innige und belastungsfähige Verbindungen; Soziologie – so verstanden – bedeutet eine Ordnungslehre menschlicher Beziehungstatsachen.

Nach KREHLS eigenen Worten bedeutet die Pflege seines Personalismus die Wiedereinsetzung der Geisteswissenschaften als zweite, neben den Naturwissenschaften gleichberechtigte tragende Säule der wissenschaftlichen Medizin. Diese Subjektivität gehört ganz fest in das Programm einer anthropologischen Medizin. Alles dies gehört *interdisziplinär* in eine Theoretische Pathologie. Wir sähen es am liebsten, würden schon die Studierenden der vorklinischen Medizin auf die Bildungswerte der Geisteswissenschaften und deren methodologisches Instrumentarium mit allem Nachdruck aufmerksam gemacht: „NEWTON in der Forschung, GOETHE in der Lehre" war zur Zeit unseres eigenen Studiums ein geflügeltes Wort (FROBOESE, 1939). Hierauf sollte man sich besinnen! Nur auf diese Weise würden komplementäre Züge in die Ausbildung des angehenden Arztes eingebracht, und der Übergang von Vorklinik zur Klinik würde dem Lernenden erleichtert. So könnte eine Theoretische Pathologie zum Eckpfeiler einer jeden Theorie der Heilkunde werden.

G. Literaturzusammenstellung

Literatur Doerr zu
A. Entwicklungsgeschichte des Vorhabens

Backman, G.: Wachstum und organische Zeit. Leipzig: J.A. Barth 1943

Bertalanffy, L. v.: Kritische Theorie der Formbildung. Abhandlungen zur theoretischen Biologie Heft 27, Berlin: Bornträger 1928

Doerr, W.: Pathomorphose durch chemische Therapie. Verh. Dtsch. Ges. Path. 39:17 (1956)

Doerr, W.: Über Entzündung und Degeneration. Dtsch. med. Wschr. *82*, 685 *und* 713 (1957)

Doerr, W.: Lehrbares und Lernbares in der ärztlichen Ausbildung. Ruperto-Carola *36*, 296 (1964)

Doerr, W. und G. Quadbeck: Allgemeine Pathologie. 2. Auflage. Berlin-Heidelberg-New York: Springer 1973

Ehrenfels, Chr. v.: Über Gestaltqualitäten. Vjschr. wissenschaftl. Philosophie *14*, 249 (1890)

Feuerborn. H.J.: Zum Begriffe der „Ganzheit" lebender Systeme. Naturwissenschaften *26*, 761 (1938)

Köhler, Wg.: Gestaltproblem und Anfänge einer Gestalttheorie. Jahresber. über die ges. Physiol. und exp. Pharmakol. *3*, 512 (1922)

Köhler, Wg.: Die psychischen Gestalten in Ruhe und im stationären Zustand. Erlangen: Verlag d. philosph. Akademie 1924/25

Lipps, H.: Die Verbindlichkeit der Sprache 3. Auflage, Frankfurt/M.: Klostermann 1977

Netter, H.: Theoretische Biochemie Berlin-Göttingen-Heidelberg: Springer 1959

Ricker, G.: Pathologie als Naturwissenschaft. Relationspathologie. Berlin: J. Springer 1924

Virchow, R.: Gesammelte Abhandlungen zur wissenschaftlichen Medizin. Frankfurt/M.: Meidinger, Sohn 1856

Literatur Doerr zu
B. Was ist Theoretische Pathologie?

I. Aus der Sicht der konventionellen Pathologie

1. Zur Begriffsbildung
2. Über Gesundheit und Krankheit

Bertalanffy, L. v.: Das Gefüge des Lebens. Leipzig und Berlin: B.G. Teubner 1937

Burkhardt, H.: Dimension menschlicher Wirklichkeit. Schweinfurt: Neues Forum 1965

Charcot, J.M.: Ueber die Localisationen der Gehirnkrankheiten (Vorlesungen 1875). Deutsch von B. Fetzer, Stuttgart: Bonz 1878

Clausius, R.: Über die bewegende Kraft der Wärme und die Gesetze, welche sich daraus für die Wärme selbst ableiten lassen. Poggendorffs Annalen, *19*, 368–397 *und* 500–524 (1850)

Diepgen, P., Gruber, G.B., H. Schadewaldt: Der Krankheitsbegriff, seine Geschichte und Problematik. Handb. Allg. Path. Bd. I, S. 1ff. Berlin-Heidelberg-New York: Springer 1969

Doerr, W.: Anthropologie des Krankhaften. Wien. med. Wschr. *124*, 209 (1974)

Doerr, W.: Jean Cruveilhier, Carl v. Rokitansky, Rudolf Virchow. Fundamente der Pathologie. Virchows Archiv, Abt. A, *378*, 1 (1978)

Doerr, W., Jacob, Wg., Th. Nemetschek: Über den Begriff des Krankhaften aus der Sicht des Pathologen. Internist *16*, 41 (1975)

Ehrenfels, Chr. v.: Über Gestaltqualitäten. Vjschr. wissensch. Philosophie *14*, 249 (1890)

Eichholtz, Fr.: Die toxische Gesamtsituation auf dem Gebiet der menschlichen Ernährung. – Umrisse einer unbekannten Wissenschaft. Berlin-Göttingen-Heidelberg: Springer 1956

Eichholtz, Fr.: Biologische Existenz des Menschen in der Hochzivilisation. Karlsruhe: Braun 1959

Grellmann, U., Kayser, K., Ramisch, W., Seither, G., Weimer, W.: Thesaurus der Medizin als Grundlage eines medizin. Dokumentationssystemes. Inaugural-Dissertation (med.). Heidelberg 1974

Gruber, G.B.: Was ist Krankheit? Wien klin. Wschr. *54*, 23 (1941)

Heubner, W.: Über Pathobiose. Nachr. Ges. Wiss. Göttingen. Mathemat. phys. Cl. 1922, S. 96

Heubner, W.: Über allobiotische Wirkungen. Nachr. Ges. Wiss. Göttingen Mathemat. phys. Cl. 1929, S. 1

Jacob, W.: Kranksein und Krankheit, Heidelberg: Hüthig 1978

Jünger, E.: Zahlen und Götter. Stuttgart: Klett 1974

Kant, E.: Die drei Kriterien. Stuttgart: Kröner 1952, S. 124

Katchalsky, A.: Vortrag auf dem XXV. Internat. Congr. Physiol. Sc. München, 25. bis 31. Juli 1971

Kayser, K.: Theoretische Grundlagen der medizinischen Dokumentation. med. technik *94*, 101 (1974)

Hauser, G.: Die Bedeutung der Morphologie für die Auffassung des Krankheitsbegriffes. Münch. med. Wschr. *76*, 823 (1929)

Hofmann, U. u. Rüdorff, W.: Lehrbuch der anorganischen Chemie. Braunschweig: Siebeck 1965

Leiber, B.: Kranheitseinheiten – Fiktion oder Realität. In: H.-J. Lange und G. Wagner: Computerunterstützte ärztliche Diagnostik. Stuttgart-New York: Schattauer 1973, S. 45

Müller, E.: Gesundheit und Krankheit. Handb. Allg. Path. Bd. I, S. 51. Berlin-Heidelberg-New York: Springer 1969

Nemetschek, Th.: Zur Morphologie von Kohlenstoffasern. Arch. Eisenhüttenwesen *30*, A 519 (1959)

Proppe, A.: Krankheitseinheiten – Fiktion oder Realität. In: H.-J. Lange und G. Wagner: Computerunterstützte ärztliche Diagnostik. Stuttgart-New York: Schattauer 1973, S. 39

Ratzenhofer, M.: Molekularpathologie. S. ber. Heidelb. Akad. Wissenschaften, mathemat. naturw. Kl. Jahrgg. 1975, Abh. 1. Berlin-Heidelberg-New York: Springer 1975

Ribbert, H.: Die Bedeutung der Krankheiten für die Entwicklung der Menschheit. Bonn: Fr. Cohen 1912

Rössle, R.: Über die Bedeutung der Anamnese für den Pathologen. Münch. med. Wschr. *78*, 1 (1931)

Rössle, R.: In Aschoffs Lehrbuch Bd. I. 8. Aufl. Jena: G. Fischer 1936

Schopenhauer, A.: Sämtliche Werke, 2. Aufl. Bd. V, S. 515. Wiesbaden: Brockhaus 1946

Tendeloo, N. Ph.: Allgemeine Pathologie. 2. Auflage. Berlin: J. Springer 1925

Thoma. R.: Ueber ein Mikrotom. Virchows Archiv *84*, 189 (1881)

Virchow, R.: Gesammelte Abhandlungen zur wissenschaftlichen Medizin. Frankfurt/Main: Meidinger, Sohn 1856

Virchow, R.: Morgagni und der anatomische Gedanke. Berlin. Klin. Wschr. *31*, 345 (1894)

Literatur Doerr zu

B. Was ist Theoretische Pathologie?

I. Aus der Sicht der konventionellen Pathologie

3. Gestaltenlehre und Homologiebegriff

Baer, K.E. v.: Welche Auffassung der lebenden Natur ist die Richtige? Darmstadt: Ch. Kreickenbaum 1970

Bersch, W. u. Doerr, W.: Reitende Gefäße des Herzens. S. ber. Heidelberger Akad. Wissenschaften, mathemat. naturw. Kl. Abh. 1. Berlin-Heidelberg-New York: Springer 1976

Bertalanffy, L.v.: Kritische Theorie der Formbildung. Abh. z. theoret. Biologie, Heft 27. Berlin: Gebr. Bornträger 1928

Borst, M.: Echte Geschwülste. In: L. Aschoff „Pathologische Anatomie", 8. Aufl. Bd. I, S. 599. Jena: G. Fischer 1936

Braus, H.: Experimentelle Beiträge zu Morphologie, Bd. I S. 1. Die Morphologie als historische Wissenschaft. Leipzig: W. Engelmann 1913

Catel, W.: Medizin und Intuition. Stuttgart: Thieme 1978

Cohen, H., Natorp P.: Philosophische Arbeiten. Goethes Urphänomen und die platonische Idee. Bd. 8 Heft 1, Gießen 1913

Diepgen, P.: Unvollendete. Stuttgart: Thieme 1960

Diesselhorst, R.: Goethes anatomische Studien. In: Joh. Walter: Goethe als Lehrer und Erforscher der Natur. Halle: Kaiserl. Leopoldinische Deutsche Akad. d. Naturforscher 1930, S. 227

Doerr, W.: Pathomorphose durch chemische Therapie. Verh. Dtsch. Ges. Path. *39*, 17 (1955/56)

Doerr, W.: Allgemeine Pathologie der Organe des Kreislaufs. Handb. Allg. Path. Bd. III Tl. 4. Berlin-Heidelberg-New York: Springer 1970

Doerr, W.: Therapieschäden. Verh. Dtsch. Ges. Pathologie *56*, 1 (1972)

Doerr, W.: Anthropologie des Krankhaften aus der Sicht des Pathologen. In: H.-G. Gadamer und P. Vogler: Neue Anthropologie, Bd. 2. Stuttgart: Thieme 1972, S. 386

Doerr, W.: Anthropologie des Krankhaften. Wien. med. Wschr. *124*, 209 (1974)

Ehrenfels, Chr. v.: Über Gestaltqualitäten. Vjschr. wissenschaftl. Philosophie *14*, 249 (1890)

Gaiser, K.: Platons ungeschriebene Lehre. Stuttgart: E. Klett 1963

Goethe, J.W.: Zur Naturwissenschaft überhaupt, besonders zur Morphologie. Stuttgart und Tübingen: Cotta Bd. I 1817; Bd. II 1820

Guss, K.: Gestalttheorie und Erziehung. Darmstadt: Steinkopff 1975

Hansen, A.: Goethes Morphologie (Metamorphose der Pflanzen und Osteologie). Gießen: A. Töpelmann 1919

Hueck, W.: Sind Deutungen, die der Einbildungskraft entsprungen sind, in der Morphologie berechtigt? Virchows Archiv *175*, 278 (1927)

Katz, D.: Gestaltpsychologie. Basel: Benno Schwabe 1948

Köhler, Wg.: Gestaltprobleme und Anfänge einer Gestalttheorie. Jahresber. über die ges. physiol. u. exp. Pharmak. 3, 512 (1922)

Köhler, Wg.: Die physischen Gestalten in Ruhe und im stationären Zustand. Eine naturphilosophische Untersuchung. Erlangen: Verlag der philosoph. Akademie 1924/25

Lipps, H.: Untersuchungen zu einer hermeneutischen Logik. 4. Aufl. Frankfurt/M.: Vittorio Klostermann 1976

Lubosch, W.: Der Akademiestreit. Biolog. Zbl. 38: 357 *und* 397 (1918)

Lubosch, W.: Duchschnittsanatomie und Individualanatomie. Jena: G. Fischer 1922

Lubosch, W.: Geschichte der vergleichenden Anatomie. Handb. vgl. Anat. d. Wirbeltiere Bd. I S. 3. Berlin und Wien: Urban und Schwarzenberg 1931

Naef, A.: Idealistische Morphologie und Phylogenetik. Jena: G. Fischer 1919

Naef, A.: Allgemeine Morphologie I. Die Gestalt als Begriff und Idee. Handb. vgl. Anat. d. Wirbeltiere, Bd. I, S. 77, Berlin und Wien: Urban und Schwarzenberg 1931

Nordenskiöld, E.: Die Geschichte der Biologie Jena: G. Fischer 1926

Oppenheim, P.: Die natürliche Ordnung der Wissenschaften. Jena: G. Fischer 1926

Owen, R.: On the archetype and homologies of the vertebrate skeleton. London: Rep. 16th Meet. Brit. Ass. Adv. Sc. 1848

Polyo, Gg.: Mathematik und plausibles Schließen. Basel und Stuttgart: Birkhäuser 1963

Portmann, A.: Einführung in die vergleichende Morphologie der Wirbeltiere. 2. Aufl. Basel und Stuttgart: Benno Schwabe 1959

Remane, A.: Die Grundlagen des natürlichen Systems der vergleichenden Anatomie und der Phylogenetik. Leipzig: Ak. Verl. Ges. Geest u. Portig KG 1952

Rotten, E.: Goethes Urphänomen und die platonische Idee. In: H. Cohen und P. Natorp: Philosophische Arbeiten. Gießen: A. Töpelmann 1913

Schwalbe, E.: Die Morphologie der Mißbildungen des Menschen und der Tiere. Teil I Jena: G.

Fischer 1906. Teil II Jena: G. Fischer 1907
Starck, D.: Vergleichende Anatomie der Wirbeltiere. Bd. I. Berlin-Heidelberg-New York: Springer
    1978
Theodorakopoulos, J.: Die Hauptprobleme der Platonischen Philosophie. Den Haag: Martinus
    Nijhoff 1972
Viëtor, K.: Georg Büchner. Bern: A. Francke 1949 (a)
Viëtor, K.: Goethe. Bern: A. Francke 1949 (b)
Virchow, R.: Goethe als Naturforscher und in besonderer Beziehung auf Schiller. Berlin:
    Hirschwald 1861
Ziehen, Th.: Goethes Naturphilosophische Anschauungen. In: Joh. Walter: Goethe als Lehrer und
    Erforscher der Natur. Halle: Kaiserl. Leopoldin. Deutsche Akademie der Naturforscher 1930,
    S. 35

Literatur Schipperges zu
B. Was ist Theoretische Pathologie?

II. Nach der Konzeption des Historikers

Ackerknecht, E.H.: Geschichte und Geographie der wichtigsten Krankheiten. Stuttgart: Enke
    1963
Berghoff, E.: Entwicklungsgeschichte des Krankheitsbegriffes. 2. Aufl. Wien: Maudrich 1947
Auersperg, Prinz A.: Schmerz und Schmerzhaftigkeit. Berlin, Göttingen, Heidelberg: Springer
    1963
Blasius, W.: Wesen, Geschichte und Behandlung des menschlichen Schmerzes. Dtsch. Ärztebl. 75,
    H. 37–39 (1978)
De Moulin, D.: A. Historical-Phenomenological Study of Bodily Pain in Western Man. In: Bulletin
    of the History of Medicine 48, 540–570 (1974)
Diepgen, P. u. a.: Der Krankheitsbegriff, seine Geschichte und Problematik. In: Handbuch der
    Allg. Pathologie, Bd. 2. Berlin, Heidelberg, New York: Springer 1973
Doerr, W. u. E. Uehlinger (Hrsg).: Spezielle pathologische Anatomie. Berlin, Heidelberg, New
    York: Springer 1966
Doerr, W.: 75 Jahre Deutsche Gesellschaft für Pathologie. In: Verh. Dtsch. Ges. Path. *56*,
    XXXIV–LI (1972)
Gross, R.: Medizinische Diagnostik. Berlin, Heidelberg, New York: Springer 1969.
Hamperl, H.: Robert Rössle in seinem letzten Lebensjahrzehnt (1946–1956). Hrsg. W. Doerr.
    Berlin, Heidelberg, New York: Springer 1976
Hecker, J.F.: Die großen Volkskrankheiten des Mittelalters. Hildesheim: Olms 1964. [Nachdr. d.
    Ausg. Berlin 1865]
Heidegger, M.: Sein und Zeit. 11. Aufl. Tübingen: Niemeyer 1967
Herzlich, C.: Health and Illness. London, New York: Academic Press 1973
Hirsch, A.: Handbuch der historisch-geographischen Pathologie. 3 Bde. Stuttgart: Enke
    1881–1886
Imhof, A. (Hrsg.): Biologie des Menschen in der Geschichte. Beiträge zur Sozialgeschichte der
    Neuzeit. Stuttgart: Frommann-Holzboog 1978
Laín Entralgo, P.: Metaphysik der Krankheit. Sudhoffs Archiv *51*, 290–217 (1967)
Lange, H.-J.: Syntropie von Krankheiten. Meth., Inf., Med. *4*, 141–145 (1965)
Müller, E.: Gesundheit und Krankheit. In: Handbuch der Allg. Pathologie Bd. 1. Berlin,
    Heidelberg, New York: Springer 1969
May, J.M.: Ecology of Human Disease. New York 1959
May, J.M.: Studies in Disease Ecology. New York 1961
Nietzsche, F.: Werke in drei Bänden. Hrsg. K. Schlechta. München 1954–1956
Plügge, H.: Wohlbefinden und Mißbefinden. Beiträge zu einer medizinischen Anthropologie.
    Tübingen: Niemeyer 1962
Popper, K.: Logik der Forschung. 2. Aufl. Tübingen: Mohr 1966

Riese, W.: The Conception of Disease, its History, its Versions and its Nature. New York: Philosophical Library 1953

Rothschuh, K. E.: Zwei Beiträge zur allgemeinen Krankheitslehre. Stuttgart: Hippokrates Verlag 1973

Rudolf, R.: Ars moriendi. Von der Kunst des heilsamen Lebens und Sterbens. Köln, Graz: Böhlau 1957

Sauerbruch, F., Wenke H.: Wesen und Bedeutung des Schmerzes. 2. Aufl. Frankfurt, Bonn: Athenäum 1961

Schaefer, H.: Folgen der Zivilisation. Therapie oder Untergang? Frankfurt: Umschau 1974

Schaefer, H.: Der Schmerz. Orthop. Praxis: 1–11 (1979)

Schipperges H.: Medizinische Dienste im Wandel. Baden-Baden, Brüssel: Witzstrock 1975

Schipperges, H.: Weltbild und Wissenschaft. Eröffnungsreden zu den Naturforscherversammlungen 1822 bis 1972. Hildesheim: Gerstenberg 1976

Schipperges, H.: Das Phänomen Tod. Zschr. Gerontol *11*, 480–488 (1978)

Schipperges, H.: Eine griechisch-arabische Einführung in die Medizin. Dtsch. Med. Wschr. *87*, 1675–1680 (1962)

Theophrast von Hohenheim, gen. Paracelsus: Medizinische, naturwissenschaftliche und philosophische Schriften. Hrsg. K. Sudhoff. Bde. 1–14. München u. Berlin: R. Oldenbourg: 1922–1933

Virchow, R.: Ueber die Standpunkte in der wissenschaftlichen Medicin. Arch. path. Anat., Phys. u. f. klinische Medicin 1, 1–19 (1847)

Virchow, R.: Die Stellung der Pathologie unter den biologischen Wissenschaften. Berliner Klin. Wschr. *30*, 321–324; 357–360 (1893)

Volkholz, V. (Hrsg.): Analyse des Gesundheitssystems. Krankheitsstruktur, ärztlicher Arbeitsprozeß, Sozialstaat. Reader zur Medizinsoziologie. Frankfurt: Athenäum Fischer Taschenbuch Verlag 1974

Weizsäcker V. v.: Arzt und Kranker. Leipzig: Koehler und Amelang 1941

Zimmermann, M.: Neurophysiologische Grundlagen von Schmerz und Schmerztherapie. Langenbecks Arch. Chir. *342*, 63–74 (1976)

Literatur Schipperges zu
C. Grundzüge einer theoretischen Pathologie bei Novalis

Gaier, U.: Krumme Regel, Novalis' „Konstruktionslehre des schaffenden Geistes" und ihre Tradition. Tübingen: Niemeyer 1970

Kuhn, H.: Poetische Synthesis oder ein kritischer Versuch über romantische Philosophie und Poesie aus Novalis' Fragmenten. In: Novalis. Hrsg. G. Schulz 1970, S. 256f.

Neubauer, J.: Bifocal Vision. Novalis' Philosophy of Nature and Disease. Chapel Hill 1971

Novalis: Schriften. Die Werke Friedrich von Hardenbergs. Hrsg. P. Kluckhohn u. R. Samuel. Stuttgart: Kohlhammer 1960–1975

Schipperges, H.: Krankheit als geistiges Phänomen bei Novalis. Horizont 8: 116–129 (1965)

Schipperges, H.: Krankwerden und Gesundsein bei Novalis. In: Romantik in Deutschland. Hrsg. R. Brinkmann. Stuttgart: Metzler 1978, S. 226–242.

Schipperges, H.: „Zueignung und Mitteilung zugleich". Zur Bedeutung von Inspiration und Intuition im Weltbild des Novalis. Scheidewege *8*, 510–526 (1978)

Sohni, H.: Die Medizin der Frühromantik. Novalis' Bedeutung für den Versuch einer Umwertung der „Romantischen Medizin". Freiburg: Schulz 1973. (Freiburger Forschungen zur Medizingeschichte, N. R. Bd. 2)

Literatur Schipperges zu
E. Arbeitskreise für Theoretische Pathologie

Boss, M.: Grundriß der Medizin und Psychologie. Bern, Stuttgart, Wien: Huber, 2. Aufl. 1975

Finke, L. L.: Versuch einer allgemeinen medicinisch-practischen Geographie, worin der historische Teil der einheitl. Völker- und Staatsarzneykunde vorgetragen wird. Bde. 1–3. Leipzig 1792–95

Frank. J.P.: Akademische Rede vom Volkselend als der Mutter der Krankheiten. (Pavia 1790). Hrsg. E. Lesky. Leipzig: Barth 1960

Hirsch, A.: Handbuch der historisch-geographischen Pathologie. Vollst. neue Bearbeitung. Abt. 1–3. Stuttgart: Enke 1881–1886

Holzhey-Kunz, A.: Offenständigkeit vor Selbstsein. Zschr. klin. Psych., Psychoth. *26*, 197–206 (1978)

Hufeland, Chr. W.: Makrobiotik oder die Kunst das menschliche Leben zu verlängern. 8. Aufl. Berlin: Reimer 1860

Jaspers, K.: Allgemeine Psychopathologie. 4. völlig neu bearbeitete Aufl. Berlin, Heidelberg: Springer 1946

Krehl, L. v.: Entstehung, Erkennung und Behandlung innerer Krankheiten. Bd. 3. Behandlung innerer Krankheiten. Berlin: Vogel 1933

Virchow, R.: Ueber die Standpunkte in der wissenschaftlichen Medicin. Arch. Path. Anat. *1*, 1–19 (1847)

Wust, P.: Ungewißheit und Wagnis (1937). 7. Aufl. München: Kösel 1962

Zedler, J.H.: Grosses vollständiges Universal-Lexicon. Bd. 1–64, Suppl. 1–4. Halle und Leipzig: Zedler 1732–1754

Literatur zu
F. Ausblicke

Buytendijk, F.J.J.: Prolegomena einer anthropologischen Physiologie. Salzburg: Müller 1967

Cannon, W.B.: The Wisdom of the body. New York 1932

Christian, P.: Prof. Dr. med. Viktor von Weizsäcker. Münch. med. Wschr. *99*, 230 (1957)

Christian, P.: Ludolf Krehl und der medizinische Personalismus. Heidelberger Jahrbücher 6:207 (1962)

Christian, P.: Medizinische und philosophische Anthropologie. Handb. Allg. Path. Bd. I, S. 232. Berlin-Heidelberg-New York: Springer 1969

Doerr, W.: Laudatio auf Paul Christian. Ruperto-Carola 30, S. 51 (1978)

Froboese, C.: Die pathologische Anatomie des Einzelfalles. In: C. Adam und F. Curtius: Individualpathologie. Jena: G. Fischer 1939, S. 285

Kranz, W.: Empedokles. Zürich: Artemis 1957

Krehl, L.: Krankheitsform und Persönlichkeit. Leipzig: G. Thieme 1929

Krehl, L.: Pathologische Physiologie. 13. Auflage. Leipzig: F. C. W. Vogel 1930

Portmann, A.: Entläßt die Natur den Menschen? München: Piper 1970

Rössle, R.: Alle Daten bei H. Hamperl: Robert Rössle in seinem letzten Lebensjahrzehnt und W. Doerr: Nachwort, ebenda S. 57. Veröff. Forschungsstelle Theoret. Pathologie. Berlin-Heidelberg-New York: Springer 1976

Scheler, M.: Die Stellung des Menschen im Kosmos (1927). Nachdruck: München, Nymphenburger Verlagshandlung 1949

Volkholz, V. (Hrsg.): Analyse des Gesundheitssystems. Krankheitsstruktur, ärztlicher Arbeitsprozeß, Sozialstaat. Reader zur Medizinsoziologie. Frankfurt: Athenäum Fischer Taschenbuch Verlag 1974

Supplement-Bände
Sitzungsberichte der Heidelberger
Akademie der Wissenschaften
Mathematisch-
naturwissenschaftliche Klasse
Veröffentlichungen
aus der Forschungsstelle für
Theoretische Pathologie

Jahrgang 1973, Supplement
V. H. Bauer

Das Antonius-Feuer in Kunst und Medizin

1973. 61 z. T. farbige Abbildungen.
II, 130 Seiten
Gebunden DM 68,-; approx. US $ 37.40
ISBN 3-540-06593-8

Jahrgang 1975, Supplement
V. Becker, H. Schmidt

Die Entdeckungsgeschichte der Trichinen und Trichinosis

1975. 18 Abbildungen. V, 59 Seiten
Gebunden DM 28,-; approx. US $ 15.40
ISBN 3-540-07590-9

Jahrgang 1976, Supplement 2
W.-W. Höpker

Das Obduktionsgut des Pathologischen Institutes der Universität Heidelberg 1841-1972

Eine tabellarische Übersicht aus 66868 verschlüsselten Sektionsprotokollen

Unter Mitarbeit von E. Fritsch, U. Fritsch,
C. Krusche, I. Löser, H. Orbeck, R. Schieber,
M. Schüßler

Mit einem Geleitwort von W. Doerr

1976. XV, 331 Seiten
Gebunden DM 58,-; approx. US $ 31.90
ISBN 3-540-07936-X

Jahrgang 1976, Supplement 1
H. Hamperl

Robert Rössle in seinem letzten Lebensjahrzehnt (1946-1956)

dargestellt an Hand von Auszügen aus seinen
Briefen an H. und R. Hamperl

Herausgegeben, mit einem Nachwort versehen, illustriert und kommentiert von
W. Doerr

1976. 8 Abbildungen. IX, 78 Seiten
Gebunden DM 32,-; approx. US $ 17.60
ISBN 3-540-07915-7

Jahrgang 1977, Supplement 1
W.-W. Höpker

Das Problem der Diagnose und ihre operationale Darstellung in der Medizin

Thesauruserstellung unter Mitarbeit zahlreicher Fachwissenschaftler

1977. 25 Abbildungen. VIII, 105 Seiten
Gebunden DM 36,-; approx. US $ 19.80
ISBN 3-540-08079-1

Jahrgang 1977, Supplement 2
H. A. Gathmann, R. D. Meyer

Der Kleeblattschädel

Ein Beitrag zur Morphogenese

1977. 77 Abbildungen, 4 Tabellen.
X, 129 Seiten
Gebunden DM 48,-; approx. US $ 26.40
ISBN 3-540-08472-X

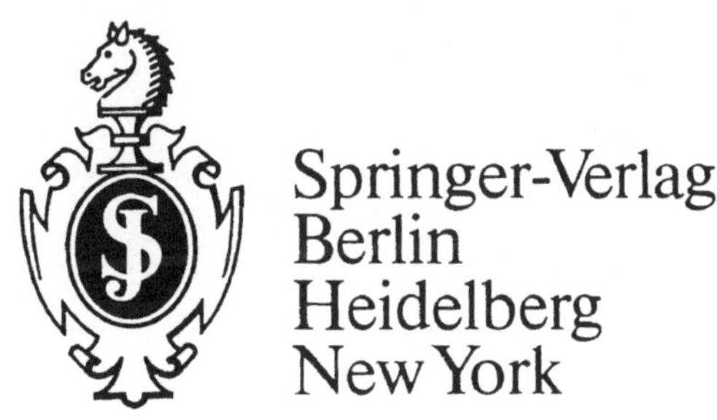

Springer-Verlag
Berlin
Heidelberg
New York